四川省社科联科研课题

重庆金阳集团热情支持

巴蜀名医遗珍系列丛书

主编 马烈光

王渭川

金匮心释

王渭川 著

中国中医药出版社

·北 京·

图书在版编目（CIP）数据

王渭川金匮心释 / 王渭川著 . —北京：中国中医药出版社，
2016.10（2020.4重印）

（巴蜀名医遗珍系列丛书）

ISBN 978-7-5132-3639-3

Ⅰ . ①王…　Ⅱ . ①王…　Ⅲ . ①《金匮要略方论》–注释
Ⅳ . ① R222.32

中国版本图书馆 CIP 数据核字（2016）第 222832 号

中国中医药出版社出版

北京经济技术开发区科创十三街 31 号院二区 8 号楼

邮政编码　100176

传真　010 64405750

廊坊市祥丰印刷有限公司印刷

各地新华书店经销

开本 880×1230　1/32　印张 10　字数 226 千字

2016 年 10 月第 1 版　2020 年 4 月第 3 次印刷

书号　ISBN 978 – 7 – 5132 – 3639 – 3

定价　49.00 元

网址　www.cptcm.com

如有印装质量问题请与本社出版部调换（010-64405510）

版权专有　侵权必究

社长热线　010 64405720

购书热线　010 64065415　010 64065413

微信服务号　zgzyycbs

书店网址　csln.net/qksd/

官方微博　http://e.weibo.com/cptcm

淘宝天猫网址　http://zgzyycbs.tmall.com

出版者言

　　《名医遗珍系列》旨在搜集、整理我国近现代著名中医生前遗留的著述、文稿、讲义、医案、医话等等。这些文献资料，有的早年曾经出版、发表过，但如今已难觅其踪；有的仅存稿本、抄本，从未正式刊印、出版；有的则是家传私藏，未曾面世、公开过，可以说都非常稀有、珍贵。从内容看，有研习经典医籍的心悟、发微，有个人学术思想的总结、阐述，有临证经验的记录、提炼，有遣方用药的心得、体会，篇幅都不是很大，但内容丰富多彩，各具特色，有较高的学术和实用价值，足资今人借鉴与传承。

　　寻找、搜集这些珍贵文献资料是一个艰难、漫长而又快乐的过程。每当我们经过种种曲折得到想要的资料时，都如获至宝，兴奋不已，尤其感动于这些资料拥有者的无私帮助和大力支持。他们大都是名医之后或其门生弟子，不仅和盘托出，而且主动提供相关素材、背景资料，很多人还亲自参与整理、修订。他们的无私品质和高度责任感，也激励、鞭策我们不畏艰难，更加努力。

有道是"巴蜀自古出名医"。巴蜀大地，山川俊秀，物产丰富独特，文化灿烂悠久，不仅群贤毕集，而且名医大家辈出，代有传人，医书诊籍充栋，分量十足，不愧为"中医之乡，中药之库"。因此，我们特别推出《巴蜀名医遗珍系列丛书》，精心汇集了陈达夫、吴棹仙、李斯炽、熊寥笙等16位现代已故巴蜀名医的珍贵遗著、文稿，以展现巴蜀中医的别样风采。尤其值得一提的是，此次由巴蜀名中医马烈光教授亲任主编，年逾九旬的中医泰斗李克光教授担纲主审，确保了这套丛书的高品质和高水平。另外，还有相当部分的巴蜀名医资料正在搜集整理中，会在近期集中出版。

今后，我们还将陆续推出类似的专辑。真诚希望同道和读者朋友提出意见，提供线索，共同把这套书做成无愧于时代的精品、珍品。

中国中医药出版社

2016 年 8 月 4 日

前言

　　自古以来，以重庆为中心所辖地区称为"巴"，以成都为中心的四川地区称为"蜀"，合称"巴蜀"或"西蜀"。隋代卢思道曾云："西蜀称天府，由来擅沃饶。"巴蜀大地，不仅山川雄险幽秀，江河蜿蜒回绕，物产丰富独特，而且文化灿烂悠久，民风淳朴安适，贤才汇聚如云。现代文学家郭沫若曾谓："文宗自古出西蜀。""天府"巴蜀，不仅孕育出了大批横贯古今、闪耀历史星空的大文豪，如汉之司马相如、扬雄，宋之"三苏"等，也让"一生好入名山游"的李白、杜甫等恋栈不舍。

　　更令人惊叹者，巴山蜀水，不仅群贤毕集，复名医辈出，代有传人。早在《山海经》中已有"神医"巫彭、巫咸，其后，汉之涪翁、郭玉、唐之昝殷、杜光庭、宋之唐慎微、史崧，清之唐宗海、张骥、曾懿等，举不胜举。尤其在近现代，名噪一时的中医学家，如沈绍九、郑钦安、萧龙友、蒲辅周、冉雪峰、熊寥笙、李重人、任应秋、杜自明、李斯炽、吴棹仙等，均出自川渝巴蜀。如此众多出类拔萃的中医前辈名宿，其医德、医术、医学著述、临床经验、学术思想及治学方法，都是生长、开放在巴蜀这块大地上的瑰丽奇葩，为我国中医药事业的发展增添了光辉篇章，是一份十分值得珍惜、借鉴和弘扬的、独具特色的宝贵民族文化遗产和精神财富。

"自古巴蜀出名医"，何也？

首先，巴蜀"君王众庶"历来重视国学。巴蜀地区历史文化厚重，广汉三星堆、成都金沙遗址等，不断有考古学新发现揭示着本地文化的悠久。西汉之文翁教化为巴蜀带来了中原的儒道文化，使巴蜀文化渐渐融入了中华文化之中。而汉之司马相如、扬雄之文风，又深深体现着巴蜀文化的独特性。巴蜀人看重国学，文风颇盛，即使在清末民国之初，传统文化横遭践踏时，巴蜀仍能以"国学"之名将其保留。另外，蜀人喜爱易学，宋朝理学家程颐就说"易学在蜀"，体现出易学是巴蜀文化的重要特征。"医易同源"，易学在巴蜀的盛行，使巴蜀中医尤易畅晓医理并发挥之。就这样，巴蜀深厚的文化底蕴为生于斯、长于斯的巴蜀中医营造了一块沃土，提供了丰厚的精神濡养。

其次，巴蜀地区中医药资源得天独厚。四川素有"中药之库"的美称。仅药用植物就有5000余种，中药材蕴藏量、道地药材种类、重点药材数量等，均居全国第一位。"工欲善其事，必先利其器"，有了丰富的中药材资源，巴蜀中医就有了充足的"利器"，药物信手拈来，临床疗效卓著，医名自然远扬。

最后，巴蜀名山大川众多，风光旖旎，道学兴盛，道教流派颇多，"仙气"氤氲。鲁迅先生曾谓"中国文化的根柢全在道教"，道学、道教与中华文化的形成有着密切的关系，与中医学更具"血肉联系"。于道而言，史有"十道九医"之说；于中医而言，中医"至道"中有很大部分内容直接源于道，不少名医精通道学，或身为道教中人，典型者如晋代葛洪及唐代孙思邈。巴蜀地区，道缘尤深。且不说汉成帝时，成都严君平著《老子注》和《道德真经指归》，使道家学说系统化，对道学发展影响深远。仅就道教名山而言，"蜀国多仙山"，如四川大邑县鹤鸣山为"道教祖庭"，东汉张道陵于此倡"正一盟威之道"，标志着道教的形成；青城山为道教"第五洞天"，至今前山数十座道教宫观完好保留；

峨眉山为道教"第七洞天"，今仍保留有诸多道教建筑。四川这种极为浓厚的道学氛围，洵为名医成长之深厚底蕴。

自古巴蜀出名医，后人本应承继其学，发扬光大。然而，即使距今尚近的现代巴蜀名医，其学术经验的发掘整理现状堪忧。有的名医经验濒于失传；有的以前虽然发表、出版过，但如今难觅其踪；间或有一些得以整理问世，也多由名医门人弟子完成，呈散在性，难保其全面、系统、完善。如现代已故巴蜀名医中，成都李斯炽、重庆熊寥笙、达县龚益斋、大邑叶心清、内江黄济川、三台宋鹭冰等，这些医家，虽有个人专著行世，但一直缺乏一套丛书将其学验进行系统汇总与整理。

此外，现有的名医经验整理专著，多将其学术思想和临床经验分册出版，较少赅于一书，全面反映名医的学术特点。而有些名医在生前喜手录医悟、医论与医方、医案，因未得出版，遂留赠门人弟子，几经辗转，终濒临失传。如20多年前去世的名医彭宪彰，虽有《叶氏医案存真疏注》一书于1984年出版，但此书仅为几万字的注解性专著，只反映了彭老在温病学方面的学术成就。而他利用业余时间，手录的大量临床验案，至今未得到全面发掘整理，近于湮没无闻，遑论出版面世。痛夫！这些乃巴蜀杏林的巨大损失！

　　吾从小跟名师学中医，于20世纪60年代末参加医疗卫生工作，70年代在成都中医学院毕业留校从事医、教、研工作至今。在此期间，与许多现代巴蜀名医熟识，常受其耳提面命和谆谆教诲。几十年来，深感老前辈们理用俱佳，心法独到，临床卓有良效，遗留资料内容丰富多彩，具有颇高的学术和应用价值，若不善加搜集整理，汇总出版，则有绝薪之危。有鉴于此，我们早冀系统搜集整理出版一套现代已故巴蜀名医丛书，这也是巴蜀乃至全国中医界盼望已久的大事。适逢中国中医药出版社亦有此意愿，不谋而合，颇为相惜。此套丛书的出版幸蒙年逾九旬的巴蜀中医泰斗李克光教授垂青、担纲主审，并得到了国家中医药管理局、四川省中医药管理局、重庆市中医药管理局、四川省中医药科学院、成都中医药大学等的政策支撑，以及重庆金阳等企业的资金支持。尚得到不少名医之后或其门生弟子主动提供文献资料和相关素材之鼎力相助，更因成功申报为四川省社科课题而顺利完成了已故巴蜀现代名医存世资料的搜集、整理研究工作。对此，实感幸甚，诚拜致谢！

恰逢由科技部、国家中医药管理局等15个部委主办的"第五届中医药现代化国际科技大会"在成都隆重召开及成都中医药大学60年华诞之际，双喜临门，盛事"重庆"，愿以是书为贺，昭显巴蜀中医名家近年来的成果，尤可贻飨同道，不亦快哉！

丛书付梓之际，抚稿窃思，前辈心法得传，于弘扬国医，不无小益，理当欣喜；然仍多名医无继，徒呼奈何！若是丛书克竟告慰先贤，启示后学之功，则多年伏案之苦，亦何如也！

纸牍有尽，余绪不绝，胪陈管见，谨作是叙！并拟小诗以纪之：

巴蜀医名千载扬，济羸获安久擅长；

川渝杏林高寿日，岐黄仁术更辉煌。

丛书主编　马烈光

2016 年 8 月于成都中医药大学

原沈序

《金匮要略》一书，为我国四部古典医学名著之一，它总结了东汉以前的医疗实践经验，提供了辨证施治的原则。其中大多理论可以指导临床，不少方剂，用之恰当，也奇效立显。但限于时代条件，有些理论尚不完善，有些方剂尚欠妥帖。自来注疏《金匮要略》各家，都注重解释条文，或校正错误，或增补良方，各有所长，可供学习时参考。王老渭川素精内科（《金匮要略》论述的疾病以内科、妇科为主），所作《金匮心释》，并不重在随文释义，而是结合自己 60 余年临床心得，运用现代医学成果，指出仲景学说的优点，补充其不足之处，使学者有所参照，收事半功倍之益。只此一项，已非以往《金匮》注家所能及矣。

王老渭川医学渊深，经验复富，故书中评述医典经文，能取其精华，扬其糟粕，古为今用，多有卓见。例如：

对第五篇的桂枝芍药知母汤，王老认为，此方用桂枝、麻黄、防风散表，知母、芍药除热，白术、附子驱湿，生姜治呕降逆，用以治疗脾肾阳虚、水湿泛滥病人，属对证；如病人身体尪羸，眩晕气短，已属肝肾阴虚兼心力衰竭型，用之则不对证。可试用生脉散。

对中风历节病第七节，王老认为，本节指出食酸咸之味太过，会损伤肝肾，形成历节痛。这是由于仲景受时代局限，对一些历节病如结核性风湿性关节炎、化脓性风湿性关节炎，找不出原因，才从五味方面寻求结论。其实性味嗜好全是生活习惯所形成，爱食酸咸不能推为致病因素。

对血痹虚劳篇，王老认为，血痹是经络瘀塞，即血管管腔变窄之病，宜投王清任通窍活血汤佐以虫类，活血通络，才能有效。如冠状动脉硬化性心脏病、静脉曲张、无脉症、侧索硬化症、血栓性静脉炎等，上方再加麝香，每有良效。他还认为：血痹是虚中夹瘀。虚劳有阳虚、阴虚、阴阳俱虚等型，病情复杂。但肾为先天之气，脾为后天之本，虚劳从培补脾肾着手，乃基本法则。仲景的大黄䗪虫丸系治虚劳兼有血瘀之方，但用于治疗输卵管囊肿、子宫肌瘤、肝硬化、脑血栓、血丝虫病引起的象皮腿、硬皮病，都有满意的疗效。

对痰饮咳嗽篇，王老认为，本篇所说的广义上的痰饮，实际上包括各种疾病。饮病出现在消化系统，其症状与现代医学的胃炎、胃扩张、腹水等病的症状相似；出现在呼吸系统，其症状与现代医学的支气管炎、支气管扩张、渗出性胸膜炎、哮喘、肺气肿等病相似；出现在泌尿系统，其症状与现代医学的慢性肾小球肾炎、尿毒症等病相似。他又认为，治疗饮病应以温脾肾、理三焦为基本治则。但饮病病变错综复杂，治法也就应变无穷。本篇虽列有方剂 19 首，但仅从治疗大法上指出原则方向，至于变化运用，则有赖于学者的细心体会。而《金匮要略》之方，也可用于其他病证，如甘遂半夏汤可用于肝硬化腹水体强证实者，大青龙汤可用于眼结膜炎初起有表证者，小半夏加茯苓汤可用于妊娠恶阻等，即所谓异病同治耳。

以上所举，仅本书内容一斑，但已足见王老学识医技功底之厚。至于《金匮心释》立言精审，妙义无穷，则笔者短于文词，难以尽言也。

沈仲圭

1981 年 6 月于

中医研究院广安门医院

内容提要

　　王渭川 (1898—1988)，号鲁同，江苏省丹徒县人。自幼习岐黄之术，勤求古训，精研中医典籍，其学术思想溯源《黄帝内经》《难经》《金匮要略》，近师张锡纯、张山雷、丁甘仁、恽铁樵等中西汇通派学者。对《金匮要略》造诣尤深，多有独到见解。临证善用虫类药治疗各种内、妇科疑难重症，疗效显著。是我国著名中医内科、妇科学家。

　　本书为《巴蜀名医遗珍系列丛书》之一，是王老毕生研究、实践《金匮要略》的心血之作。全书并不重在随文释义，而是结合自己 60 余年临床心得，运用现代研究成果，客观评述，取其精华，扬其糟粕，立言精审，多有卓见，妙义无穷，充分显示了王老深厚的学术功底和独特的学术见解。

　　本书的药物剂量，原系钱两旧制。为了便于读者阅读和应用，一律改为国际单位，其计算大体为：1 斤 =16 两 =500 克（g），1 两 =10 钱 =30 克（g），1 钱 =10 分 =3 克（g），1 分 =10 厘 =0.3 克（g），1 厘 =10 毫 =0.03 克（g）。1 斗约相当于 10.355 升（L），1 升约相当于 1.0355 升（L），1 合约相当于 0.10355 升（L）。为了计算方便，数字只取到小数点后一位，其余尾数略去不计。

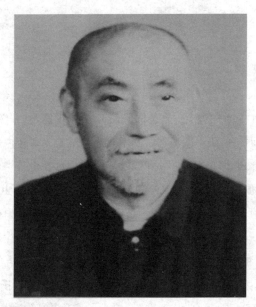

王渭川（1898-1988）

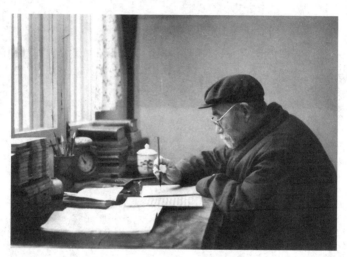

王渭川正在创作（陈先赋副研究员提供）

目录

第一篇 脏腑经络先后病脉证

【原文】问曰：上工①治未病②，何也？师曰：夫治未病者，见肝之病，知肝传脾，当先实脾③。四季脾王④不受邪，即勿补之。中工不晓相传，见肝之病，不解实脾，惟治肝也。

夫肝之病，补用酸，助用焦苦，益用甘味之药调之。酸入肝，焦苦入心，甘入脾。脾能伤肾，肾气微弱，则水不行，水不行，则心火气盛，则伤肺，肺被伤，则金气不行，金气不行，则肝气盛，则肝自愈。此治肝补脾之要妙也。肝虚则用此法，实则不在用之。

经曰："虚虚实实，补不足，损有余。"是其义也。余脏准此。

【词释】

①上工：指技术高明的医生。

②治未病：指治未病的脏腑。

③实脾：指调补脾脏。

④四季脾王：四时的最后一个月叫作季月，王就是旺的意思。古人以五脏配四时，肝旺于一、二月，心旺于四、五月，肺旺于七、八月，肾旺于十和十一月，脾旺于三、六、九、十二月的最后十八天。而这四个月，都是四时的季月，所以说"四季脾王"。

【语译】问：技术高明的医生治未病，是什么意思呢？老师说：治未病，就是治未病的脏腑。举例来说：见肝脏有病，知道肝必传脾，就应当先补脾，以预防传染。但脾旺于四时之末月，这时人气与天气相应，脾气不虚，足以拒邪，这就用不着补了。一般的医生不明白实则相传和虚则善受的道理，一见到肝有病，不知道补脾，只单独地治肝，而且也不知道分别虚实去施治，那不是正确的方法。例如：治肝病应当用酸味药来补，用焦苦味药来助，再用甘味药来调。这是因为酸味药能入肝，焦苦味药能入心，甘味药能入脾。脾强了，就能制约肾，肾受到制约，肾水的功能就减低了。肾水功能减低，心脏受到的制约减少，心火就盛了。心火盛了又能制约肺金，进而，肝受到的制约减少就能慢慢强大起来。这就是治肝补脾最妙的办法，但只宜用于肝虚的病，如果是肝实的病，这个办法就不适用了。《难经》说：虚证泻之，叫虚其虚；实证补之，叫实其实，这都是错误的治疗。应当补其不足而损其有余。其余各脏，均依此类推。

【心得】本节要点，一是在阐明五脏之间的生克关系，二是在说明虚实异治的要义。

人体五脏六腑，本是一个统一协调的整体，相互联系，相互制约。一处有病，就会由此及彼，转及其他脏腑。世上真正高明的医生，懂得这其中的奥妙，治病就总是从照顾整体出发，顺理成章，通过治未病的脏腑，既能防止疾病的传变，又能求得疾病的迅速治愈。一般的医生不懂这个道理，片面孤立地看问题，头痛医头，脚痛医脚，这就必然收效不佳，常常一波未平，一波又起。

虚实，是四诊八纲中的二纲。虚实不辨，势必误补误治，只有辨明症状，才能有的放矢，促其平衡。因此，《难经》说："虚虚实实，补不足，损有余。"实在是千古要诀。

以上两要点，语精而义深，本人曾用以指导临床，受益匪浅。本人建议，治疗一些错综复杂的疾病，但凭四诊八纲辨证，有时尚感不足，只有深入了解经络、脏腑、标本及天人之间的各种关系，才能如庖丁解牛，迎刃而解。

【原文】夫人禀五常①，因风气②而生长，风气虽能生万物，亦能害万勿，如水能浮舟，亦能覆舟。若五脏元真③通畅，人即安和。客气邪风④，中人多死，千般疢难⑤，不越三条：一者，经络⑥受邪入脏腑⑦，为内所因也；二者，四肢九窍，血脉相传，壅塞不通，为外皮肤所中也；三者，房室、金刃、虫兽所伤。以此详之，病由都尽。

若人能养慎，不令邪风干忤经络；适中经络，未流传脏腑，即医治之。四肢才觉重滞，即导引⑧、吐纳⑨、针灸⑩、膏摩，勿令九窍闭塞；更能无犯王法禽兽灾伤，房室勿令竭乏，服食节其冷热苦酸辛甘，不遗形体有衰，病则无由入其腠理。腠者，是三焦通会元真之处，为血气所注；理者，是皮肤脏腑之纹理也。

【词释】

①五常：即五行。也指五行运化的常道。《礼记》曰："合生气之和，道五常之行。"郑玄注："生气，阴阳也；五常，五行也。"仲景《伤寒论自序》："夫天布五行，以运万类，人禀五常以有五脏。"

②风气：这里指自然界的气候。

③五脏元真：指五脏的元气、真气，即人体正常的生命活动机能。

④客气邪风：外至曰客，不正曰邪；客气邪风，指不正常的气候，常为病毒侵袭人体的诱因。

⑤疢难：疢音趁，难读去声；疢难即疾病。

⑥经络：指人体血液流行的道路，直行的称为经，横行支出的为络。

⑦脏腑：脏，指心、肝、脾、肺、肾五脏；腑，指胆、胃、大肠、小肠、三焦、膀胱六腑。脏腑，是五脏六腑的通称。

⑧导引：古代的一种体育疗法。《一切经音义》曰："凡人自摩自捏，伸缩手足，除劳去烦，名曰导引；若使别人握搦身体，或摩或捏，即名按摩也。"

巴蜀名医遗珍系列丛书

⑨吐纳：和现在的深呼吸相同，是古代调整呼吸的一种养生却病方法。《道书》云："口吐浊气曰吐故，鼻纳清气曰纳新。"

⑩针灸：是用针刺和艾灸的治疗方法。膏摩：用药膏来摩擦体表一定部位的外治方法。服食：衣服饮食。《灵枢·师传》云："食饮衣服，亦欲适寒温。"腠理：腠是肌腠，是周身气血凑会之处；理是皮肤脏腑的纹理。三焦：六腑之一，有多种解释，这里是指人体津液和血液流通的道路。

【语释】人和其他生物一样，是在五行的生化制约之下，受气候的影响而生长的。正常的气候能生万物，不正常的气候也能伤害万物。就像水一样，既能载船运行，又能把船淹没。人体强健，五脏的元气通畅无阻，无论气候怎样变化，人也能保持安和。"客气邪风"即不正常的气候，它侵入人体，使人轻则致病，重则致死。一切疾病的病因，归纳起来不外乎三条：一是脏腑虚弱，元阳真气不足，经络受邪，乘虚直入，这是内脏虚弱的缘故，所以叫作内因。二是四肢九窍发生变化，血脉壅塞，不能流通，元真之气也就不能畅行，而皮外部皮肤发生病变，这种变化多由外邪侵袭而成，所以叫作外因。三是房事过度、刀斧砍伤、虫兽咬伤等，这叫作不内外因。用这种方法来归纳，一切疾病都可包括在内了。

如果人能注意养生，不使邪风侵袭身体。一旦受到邪气侵袭，就要趁病邪还未深入的时候，及早治疗。四肢才觉发沉，即用按摩、调整呼吸、针灸、用药膏摩擦等方法，不使耳、目、口、鼻、前后二阴等九窍闭塞不通。倘能不犯法律，躲避禽兽的伤害，对房事有节制，穿衣服能适应气候变化，饮食能调节合法，不使形体衰弱，元气经常通畅，病邪就不能侵袭到腠理了。腠，就是三焦通会元真的地方，也就是气血流注的道路。理，就是皮肤和脏腑的纹理。

【心得】本节说明人体和自然界之间的密切关系、疾病发生原因及提出预防为主的治疗方法。

疾病发生的原因分外因、内因、不内外因三种。仲景对致病因素的归类，是以客气邪风为主，不以内伤、外感为内外，而以脏腑经络为内外。所以邪由经络入脏腑者为深为内，自皮肤流传血脉者为浅为外。至于房室、金刃、虫兽所伤，则非客气邪风中人可比，与上述脏腑经络的传变无关。这与宋代陈无择以六淫邪气所触为外因，五脏情志所感为内因，饮食、房室、跌仆、金刃所伤为不内外因的三因学说有所不同。

对疾病，仲景强调预防为主。未病之时，要预防致病因素，注意房事、衣食等方面的调节。病已发生后，预防其发展和扩大。本节首先提出了预防性治疗和早期治疗这两个问题。这种从摄生防病的基础上发展到治疗医学的预防方法，可说是中医预防医学中的一大进步。

本节至今仍不失为养生要诀。

【原文】问曰：病人有气色①见于面部，愿闻其说。师曰：鼻头色青，腹中痛，苦冷者死；（一云：腹中冷，苦痛者死。）鼻头色微黑者，有水气②；色黄者，胸上有寒③；色白者，亡血也，色微赤非时者死；其目正圆④者痉⑤，不治。又色青为痛，色黑为劳，色赤为风，色黄者便难，色鲜明者有留饮⑥。

【词释】

①气色：五脏六腑的精华，藏于内者为气，现于外者为色。故望病人的神色，可以诊断内脏的病变。

②水气：病名，指腹内有蓄水。

③寒：指寒饮。

④目正圆：目睛圆睁，目光直视，转动不灵活。

⑤痉：指痉挛一类的疾病。详见痉湿暍病篇。

⑥留饮：指痰饮留聚不化。见痰饮篇。

【语译】问：病人的气色，表现在面部的，请您详细说一说。老师说：如鼻头出现青色，鼻头是脾的部位，青是肝的颜色，说明肝克脾，病人必然肚子痛，如身上再发凉怕冷，表明阳气败绝，必死无疑。如鼻头出现微黑色，因黑色属肾主水，说明水气凌脾。如果面色发黄，说明胸中有寒。如果脸色发白，说明贫血。假如面白而微赤，又不是火盛的季节，那就是虚阳上泛，将要亡阳的征兆，所以必死。若是眼睛正圆、直视、转动不灵活，这多属痉类疾病的严重期，较难治愈。总的来说，凡是青色，多因血流不畅，常有痛的感觉。凡是发黑，病因为肾受伤，多是痨病。凡是发红，多因感受风邪化热，或上部充血（中风）。凡是发黄，病因为湿热郁蒸，必然小便不利。黄色颜色鲜明是水饮病而皮肤微肿的表现。

【心得】望、闻、问、切，是中医诊断病情的基本方法。本节讲的是四诊中的望诊。

望诊主要是观察病人脸部气色。人体表里，本来就有着密切联系，只要真正掌握了其中规律，就能有助于准确判断病证。仲景将气色分青、黄、赤、白、黑五种。又将气色和疾病的联系归为三方面：一是从部位上认识疾病，如鼻头见青色则知病人腹痛。二是从时令和气色的联系上判断疾病，如微赤非时，知病严重。三是颜色和病理的分析，如青痛、黑劳、赤风、白亡血等。以上所述各条，实望诊辨证之真要。但本人认为，临床诊断时，还需鉴别阴阳、表里、寒热、虚实，才能真正确诊无误。

【原文】师曰：病人语声寂然①喜惊呼者，骨节间病；语声喑喑然②不彻者，心膈间病；语声啾啾然③细而长者，头中病（一作痛）。

【词释】

①语声寂然：病人安静无语声。

②喑喑然：形容声音低微而不清彻。

③啾啾然：形容声音细小而长。

【语译】老师说：病人平时很安静，说话的声音也不高，而有时忽然惊呼的，这是关节有病，偶因转动而剧痛的缘故。病人言语声音很短，不清彻，不响亮，这是痰湿郁结，阻塞胸膈的缘故。病人语声很细，音调又很长，这是头中有病的缘故。

【心得】本节讲的是四诊中的闻诊。闻诊近于现代医学中的听诊，但所听的范围并不限于心肺等内脏，而包括听病人语音、呼吸、咳嗽等声音的变化，测知病变的部位。

病人的表现都是诊断疾病的宝贵资料，临床时必须详细搜集和仔细分析。

【原文】师曰：息摇肩①者，心中坚；息引胸中上气者，咳；息张口短气者，肺痿唾沫。

【词释】

①息摇肩：息，指呼吸，一呼一吸为一息。摇肩即抬肩。息摇肩，指病人呼吸困难，两肩上耸的状态。

【语译】老师说：呼吸的时候，两肩向上耸动，这是胸部窒满坚实，气息出入困难的缘故。呼吸时引动胸中之气上逆，这是咳嗽病的症状。呼吸的时候，张着口，上气不接下气，短气吐沫，这是肺痿的症状。

【心得】本节以病人摇肩、上气、张口为例，具体论述了观察呼吸、望形态以诊断疾病的方法。此方法在临床上有一定参考价值。

【原文】师曰：吸而微数，其病在中焦①。实也，当下之则愈，虚者不治。在上焦者，其吸促②，在下焦者，其吸远③，此皆难治。呼吸动摇振振④者，不治。

【词释】

①中焦：指横膈膜以下到肚脐以上的部位。中焦以上的部位叫上焦，中焦以下的部位叫下焦。

②吸促：指吸气浅短。

③吸远：指吸气深长而困难。

④振振：全身振动的样子。

【语译】老师说：病人吸气时感到急迫，他的病在中焦。如果是实证，应当用下法来治疗，就能治愈。如果是虚证，则是脾气败绝，无法救治了。病在上焦，多是心肺有病，心肺离呼吸道近，所以吸气短促。病在下焦，多是肝肾有病，肝肾离呼吸道远，所以吸气深长费力，这都比较难治。如果呼吸的时候，周身发抖，这是正气虚弱太甚，阳气将要脱散的表现，故医药无能为力。

【心得】本节以观察吸气的微、数、促、远等表现来推测病灶的部位和疾病治疗的难易程度。其中提及的难治是指病尚可图治，但愈期不可知；不治指病人危在旦夕，医药无能为力。不应轻率地给病人下"难治""不治"等结论，应结合全身症状进行综合诊断，才能推断预后。

本节和上节是望诊与闻诊结合的诊法，从听呼吸的声音和观察呼吸的动态，作为辨证论治的依据，这是中医学在诊断技术上的特点，是前人与疾病斗争的经验积累，在今天的临床实践中，仍具有实用价值。

【原文】师曰：寸口①脉动者，因其王时而动，假令肝王色青，四时各随其色②。肝色青而反色白，非其时色脉，皆当病。

【词释】

①寸口：凡条文中寸口和关上、尺中对举的，是指寸部而言；但举寸口，或和人迎、趺阳对举的，是指寸、关、尺三部而言。

②四时各随其色：指春青，夏赤，秋白，冬黑。

【语释】老师说：寸口脉搏的跳动，是哪一脏气旺的季节就出现哪一脏的脉搏，同时也出现哪一脏的颜色。四时都有相应的颜色。例如：春天是肝旺的季节，其色当青，色不青而反白，这叫非其时色；脉不弦而反毛，这叫非其时脉。非其时而有其色和脉，都是有病的表现。

【心得】本节讲的是人体生理机能与自然界春秋代序之间的联系。

色脉应四时，说明时令的变化可以影响人体的生理机能。这都有一定的规律可循。如出现异常现象，就是有病的征兆。掌握这一点，对临床诊断是有意义的。但本人临床体会，对病人要做出正确的诊断，必须把时令、脉搏、气色三者结合起来研究，不可拘泥于四色配四时的机械强合，否则，反失去色脉配合诊断的精义。

【原文】问曰：有未至而至①，有至而不至，有至而不去，有至而太过，何谓也？师曰：冬至②之后，甲子③夜半少阳起，少阳④之时，阳始生，天得温和。以未得甲子，天因温和，此为未至而至也；

以得甲子，而天未温和，为至而不至也；以得甲子，而天大寒不解，此为至而不去也；以得甲子，而天温如盛夏五、六月时，此为至而太过也。

【词释】

①未至而至：第一个"至"字指时令到，第二个"至"字指那个时令的气候到。凡时令未到而气候已到，称为未至而至。

②冬至：二十四个节气之一，在农历十一月间。

③甲子：古代用天干、地支配合起来计算年月日的方法。天干十个，即甲、乙、丙、丁、戊、己、庚、辛、壬、癸；地支十二个，即子、丑、寅、卯、辰、巳、午、未、申、酉、戌、亥。互相配合，共成六十个。排列时，天干在上，地支在下，甲子是其中的第一个。具体指冬至后的六十天。

④少阳：时令的名称。古人将一年分为三阴三阳六个阶段，每阶段为六十日，从少阳开始，顺次为阳明、太阳、太阴、少阴、厥阴，三阳三阴各旺六十日，共三百六十日以成一岁。

【语译】问：有时令未至而气候至，有时令至而气候不至，有时令虽至而气候不去，有时令至而气候太过。为什么会有这些说法呢？老师说：冬至之后六十天就是雨水，雨水这个时令，阳气刚开始发生，天气才开始暖和。如果冬至后不到六十天，气候就暖和了，这叫作时未至而气已至。如果到了六十天，气候仍未温和，这叫作时至而气不至。如果到了六十天，气候不但不温和，反而冷得厉害，这叫作时虽至而气不至。如果到了六十天，天气却温暖得像盛夏五六月一样，这叫作时至而气太过。

【心得】气候失常，是致病的主要原因之一。如春未至气候就暖和了，人的毛孔早开，此时风邪袭人，容易形成风伤卫之候。当春令阳回之际，天气突然转寒，是春行冬令，人的毛孔未开，此时寒邪袭人，则成寒伤营之证。

本节列举了四种失常的气候情况，对防治疾病的发生有一定的意义。

【原文】师曰：病人脉浮者在前[1]，其病在表；浮者在后[2]，其病在里，腰痛背强不能行，必短气而极[3]也。

【词释】

①前：指关前寸脉。

②后：指关后尺脉。

③极：这里是困顿的意思。

【语译】老师说：病人浮脉见于关前寸脉，说明其病在表；病人浮脉见于关后尺脉，说明其病在里。如腰痛背强，行走无力，肾虚精少，就必然会发展到呼吸困难，甚至不能纳气的危险程度了。

【心得】本节以浮脉为例，说明同一脉象因部位不同，所主病变亦不同。关前见浮，是表气为风寒所伤；关后不当浮而浮，是阴精内伤。

中医辨证施治，是以严密细致的观察和分析为其科学基础的。因此，在临床实践中，一定要认真据证测脉，不可笼而统之，粗枝大叶。

【原文】问曰：经云："厥阳独行"，[1]何谓也？师曰：此为有阳无阴，故称厥阳。

【词释】

①厥阳独行：指人体阴阳失去相对平衡，阳气偏胜，孤阳上逆，有升无降的现象。

【语译】问：古时的医经上说"厥阳独行"，这是什么意思呢？老师说：人体阴阳失去相对平衡，阳气偏胜，没有阴来维系，使孤阳上逆，有升无降，独行于上，这就是有阳无阴，所以叫作厥阳。

【心得】《素问·生气通天论》云："阴平阳秘，精神乃治。"说明人体阴阳不可偏胜，如果缺阳，则孤阳无所调节，向上腾越，就会出现气逆足冷而厥的厥阳证。临床上常见的肝阳上亢之面赤眩晕，甚至跌仆中风，即属这一类性质的病证。

【原文】问曰：寸脉沉大而滑，沉则为实，滑则为气，实气相搏，血气入脏即死，入腑即愈，此为卒厥^①，何谓也？师曰：唇口青，身冷，为入脏即死；如身和，汗自出，为入腑即愈。

【词释】①卒厥：卒，同猝。卒厥，是忽然昏倒的一种病证。

【语译】问：寸脉沉而兼大，表明血实，滑而兼大，表明气实，气血两实相搏，并居两寸，血气入脏即死，入腑即愈。这种病就是忽然昏倒的卒厥病。怎样叫作入脏，怎样叫作入腑呢？老师说：如果是唇口发青，全身发凉，这是病势向内的表现，就叫作入脏，必死。如果全身不发凉，还微微出汗，这是气血又通达到皮肤表层，病势有向外的转机，这叫作入腑，病可痊愈。

【心得】卒厥病，是突然昏倒的病。本节提出：卒厥入脏即死，入腑即愈。本人认为，这是根据古人经验解释，有一定科学道理。五脏是藏而不泻的，气血入脏，病人神志、生气都停息，症状和现代医学所称的心肌梗阻或心肌缺血相似，抢救不及时容易死亡。而六腑是传而不藏，气血进入，随入随出，所以病人汗出身和则愈。症状和现代医学所称的虚脱（休克）或脑贫血等病相似，只要病人安静休息即会苏醒。

【原文】问曰：脉脱①入脏即死，入腑即愈，何谓也？师曰：非为一病，百病皆然。譬如浸淫疮②，从口起流向四肢者可治，从四肢流来入口者不可治；病在外者可治，入里者即死。

【词释】

①脉脱：指脉乍伏不见。是邪气阻遏正气，血脉一时不通所致。

②浸淫疮：是皮肤病的一种，出黄水，能从局部遍及全身。

【语译】问：有的病人脉绝似脱，也是入脏即死，入腑即愈，这是什么道理呢？老师说：不但一种病是这样，一切疾病，都是这个道理。例如，流黄水的浸淫疮，如果从口流向四肢的，易治，从四肢流入口的，难治。总之，可归纳为一个规律：病在外者，可治；入里者，即死。

【心得】脉脱是指病人脉搏原先正常，突然摸不到了。本人认为，引起脉脱症有下列三种原因：一是内因，属心脏本身器质性病变，即现代医学所指的狭心症或二尖瓣关闭不全一类病证，由这些病引起的脉脱症是一种危候。二是外因，由疮疡病毒内传形成血中毒，即现代医学所指的败血症，由此引起脉脱虽病势危险，但治疗方法得当，也能治愈。三是不内外因，如遭车祸，使大脑受伤引起严重脑震荡，病人一时昏迷，脉停欲绝。病人受伤重则死，轻则生。

本节脉脱症也是入脏即死，入腑即愈。人体受伤，入脏入腑是相对的，不是绝对的，临床辨证时要结合脉症，仔细体会。

【原文】问曰：阳病①十八，何谓也？师曰：头痛，项、腰、脊、臂、脚掣痛。阴病②十八，何谓也？师曰：咳，上气喘，哕，咽③，肠鸣胀满，心痛拘急。五脏病各有十八，合为九十病，人又有六微④，

巴蜀名医遗珍系列丛书

微有十八病，合为一百八病，五劳⑤七伤⑥六极⑦，妇人三十六病，不在其中。

清邪居上，浊邪居下，大邪⑧中表，小邪⑨中里，馨饪之邪，众口入者，宿食也。五邪中人，各有法度，风中于前，寒中于暮，湿伤于下，雾伤于上，风令脉浮，寒令脉急，雾伤皮腠，湿流关节，食伤脾胃，极寒伤经，极热伤络。

【词释】

①阳病：指属外表经络的疾病。

②阴病：指属内部脏腑的病证。

③咽：当"噎"讲，指咽中梗塞，吞咽困难。

④六微：指六腑病；腑病较脏病为轻，故称为六微。

⑤五劳：指志劳、思劳、心劳、忧劳、疲劳。《千金要方》所载五劳是"久视伤血，久卧伤气，久坐伤肉，久立伤骨，久行伤筋"。

⑥七伤：指食伤、忧伤、饮伤、房室伤、饥伤、劳伤、经络荣卫气伤。又可解释为：大饱伤脾，大怒气逆伤肝，强力举重、久坐湿地伤肾，形寒饮冷伤肺，忧愁思虑伤心，风雨寒暑伤形，大恐惧不节伤志。

⑦六极：指气极、血极、筋极、骨极、肌极、精极。极在这里是极度劳损的意思。

⑧大邪：指六淫之邪，亦谓指风邪。

⑨小邪：指七情内伤，亦谓指寒邪。

【语译】问：阳病有十八种，阴病有十八种，都是什么病呢？老师说：阳病有头痛、项强痛、腰痛、脊痛、臂痛、脚掣痛六种，每种又有三阳的不同，合为十八种。阴病有咳、上气喘、哕逆、噎塞、肠鸣胀满、心痛拘急六种，每种又有三阴的不同，合为十八种。发病又有气病、血病、气血交病的分别，这样每一脏都有十八种病，合之为九十种病。六气所致六腑的气病、血病、气血交病，叫作六微，每腑又有十八种，合为一百零八种病。志劳、思劳、心劳、忧劳、疲劳的五劳，食伤、忧伤、饮伤、房室伤、饥伤、劳伤、经络营卫气伤的七伤，气极、血极、筋极、骨极、肌极、精极的六极，妇女的七症、八瘕、九痛、带下等三十六种病，还不计算在内。

病邪凡中于人上部的，多属轻清之邪。中于下部的，多属重浊之邪。由自然界的影响而形成的病邪，叫作大邪，大邪中人肌表；由情志刺激而形成的病邪，叫作小邪，小邪伤人内脏。伤于饮食而形成的病变，叫作䅽饪之邪，也就是宿食。风、寒、湿、雾、饮食之邪伤人，各有一定的法度：风多中于午前，寒多中于午后，湿多伤于下部，雾多伤于上部，风能使脉浮，寒能使脉紧，雾多伤皮腠，湿多流关节，食多伤脾胃，寒重就要伤经，热重就要伤络。

【心得】本小节为辨证大纲。前半段从经络脏腑做出证候分类，后半段说明风、寒、湿、雾、饮食五种致病因素所引起的不同病变，错综反复，旨趣横生。正所谓畅发三因之要义，而开治疗法则之门。

【原文】问曰：病有急当救①里救表者，何谓也？师曰：病，医下之，续得下利清谷②不止，身体疼痛者，急当救里；后身体疼痛，清便自调者，急当救表也。

【词释】

①救：救治的意思。

②清谷：泻泄未消化的食物，叫作清谷。

【语译】问：有表病兼有里病的，有些是当先救里，有些是当先救表，为什么呢？老师说：有表证的病人，应当先解表，医生反给他泻药吃，病人接着就腹泻不止，这是伤了脾胃的缘故，虽有周身疼痛的表证，由应当急先救里。救里以后，身体仍然疼痛，但大便已经恢复正常的，又当以救表为急了。

【心得】本节说明表里同病时宜辨虚实，分缓急的治疗法则。治病的关键在于救急；里急则救里，表急则救表，这仍是今天临床治疗的准则。

【原文】夫病痼疾①加以卒病②，当先治其卒病，后乃治其痼疾也。

【词释】

①痼疾：痼，音固。痼疾，指陈久难治的慢性疾病。

②卒病：指急性病。

【语译】有陈久难治慢性疾病的人又得了急性病，应当先治他的急性病，急性病治好了，再治旧病。

【心得】本节说明急痼同病时应先治急病，后治痼疾，先治其标，后治其本的准则。但在临床时，还应根据具体情况，灵活掌握。作者临证全面考察，标本兼顾，往往能收到更好效果。

【原文】师曰：五脏病各有所得①者愈。五脏者各有所恶②，各随其所不喜者为病，病者素不应食，而反暴思之，必发热也。

【词释】

①所得：指适合五脏的性味，也指适合病人的饮食居处。

②所恶：恶读去声，指五脏所憎恶的性味，也指病人所厌恶的饮食

居处。

【语译】五脏有病，如各得到它所适合的性味（如肝色青宜食甘，心色赤宜食酸等）就痊愈。五脏又各有它所憎恶的性味（如心恶热，肺恶寒等），如各得到它所憎恶的性味就得病。素来不喜欢吃的东西，生病了突然非常想吃，病人就一定会发热。

【心得】医生治病要加强问诊，从病人的喜恶来分析病情。因五脏各有其喜恶，所以平时要妥善调理。如病人饮食反常，说明病情变化，医生应特别注意。

【原文】夫诸病在脏^①，欲攻之，当随其所得^②而攻之，如渴者，与猪苓汤。余皆仿此。

【词释】

①在脏：这里泛指在里的疾病。

②所得：相结合的症状。

【语译】治疗各种在里的疾病，应当根据病邪是否与体内有害物质（如痰、积水、瘀血、宿食等）相结合而采用不同的治法。例如治渴，如果是热邪与肺部水气相结合而成的渴，应用猪苓汤，水去而热除，渴自然就好了。其余症状，可依此类推。

【心得】医生治病必须审因论治。从病人症状找出病证的关键所在，决定治疗方法。审证求因，因势利导，选方应证，才能收事半功倍之效。

【结语】本篇内容广泛，在预防、病因、病理、诊断和治疗等方面，都阐述了一些重要的规律和法则。

在预防方面：除指出"养慎"与"不令邪风干忤经络"的未病预防

外，还运用了五行生克学说，具体说明人体内脏间的联系，证实了疾病发展有一定的规律。根据这种规律，可以事先作出防止疾病传变的有效措施。这种认识，是预防医学上的一大发展。

在病因病理方面，以内外环境统一性的整体观念为指导，指出病因有在内、在外和饮食虫兽所伤三种，成为中医学最早的三因病因论。同时认为"正气存内，邪不可干""形体有衰"是引起邪气内侵的主要条件，而体内阴阳的偏胜是病理变化的机制。

在诊断治疗方面，概括地提出了望、闻、问、切四诊方法，主张脉证合参，灵活运用，着重指出要分析表里虚实、卒疾痼疾，来掌握先后缓急的治疗法则。

这一篇，实际上是全书的总纲。

第二篇 痉湿暍病脉证治

【原文】太阳病，发热无汗，反恶寒者，名曰刚痉。

太阳病，发热汗出，而不恶寒，名曰柔痉。

【语译】病人口噤，背反张，发热无汗，不应当恶寒，现反而恶寒，这种病从太阳病发展而来，叫作刚痉。

病人项背强直，同时又发热汗出，应当恶寒，现反不恶寒，这种病从太阳中风症发展而来，叫作柔痉。

【心得】这两节叙述了刚痉与柔痉的症状，主症为项背强急。

刚痉与柔痉是相对来说的，两者的区别点，主要在于有汗与否。无汗为刚痉，有汗为柔痉。刚痉与柔痉是两类病，并非刚痉发了汗就会转为柔痉，这是医生应该特别注意的。

【原文】太阳病，发热，脉沉而细者，名曰痉，为难治。

【语译】发热恶寒的太阳病，无论伤寒中风，脉必见浮；今反脉沉而且细，是气血不足，无力抗病的现象，这种痉就难治。

【心得】本节指出脉症不符的痉病为难治。因太阳病发热，不论中风或伤寒，脉原应浮，即便是痉病，亦当出现沉迟或紧弦一类的脉象，今脉沉而细，因而脉症不符，故预后不良。

【原文】太阳病，发汗太多，因致痉。

夫风病①下之则痉，复发汗，必拘急②。

痉家③虽身疼痛，不可发汗，汗出则痉。

【词释】

①风病：指伤于风邪所致的病。

②拘急：指四肢筋脉拘挛强急。

③疮家：指素患疮疡，流脓失血，津液亏损的人。也可指被刀剑所伤，失血过多的人。

【语译】太阳病虽应汗解，但如果汗出太多，就会伤阴亡阳，使津液亏损，致成痉病。

风病不能用下法，如误用下法，就会使津液受伤，筋脉失养而成痉病。如果再发汗，使津液更加亏耗，必然出现四肢筋脉拘挛强急的现象。

不断生疮或被刀剑所伤，失血过多的人，津液已经受到亏损，虽然有周身疼痛的症状，也不可发汗，否则津液更亏，必然变成痉病。

【心得】这三节列举了三种误施汗下，伤津亡液，导致痉病的情况。首条太阳病原可发汗，误在发汗太过，津液受伤而致痉，其病较轻。次条风病误下，复发其汗，重伤津液，其病稍重。末条疮家津血本已亏损，误发其汗，犯"夺血者无汗"之戒，耗血伤阴，其病为最重。但疮家也有不经误汗而成痉病的，则属疮口感受风邪病毒深入经络所引起，现代医学称为破伤风，病情险恶。

【原文】病者身热足寒，颈项强急，恶寒，时头热，面赤目赤，独头动摇，卒口噤①，背反张②者，痉病也。若发其汗者，寒湿相得，其表益虚，即恶寒甚。发其汗已，其脉如蛇③。

暴腹胀大者，为欲解④。脉如故，反伏弦者痉。

【词释】

①卒口噤：卒，突然的意思。口噤，指牙关紧闭。卒口噤，指突然牙关紧闭。

②背反张：指角弓反张。

③脉如蛇：形容脉的形态起伏屈曲似蛇的样子。

④暴腹胀大者，为欲解：因为痉病患者的腹部，多是凹陷的，即所谓的状腹，现在腹部恢复正常形状，当然是病将愈的一种表现，所以称为欲解。

【语译】病人全身发热，脚发凉，颈项强急而不柔和，怕冷，有时头上特别热，脸发热，眼发红，颈不能转，只是头动摇，又突然出现牙关紧闭，角弓反张，这就是痉病的主要症状。痉病如果发汗，使汗液的湿和外面的寒，互相结合起来，表就更虚了，病人必然非常怕冷。发汗完了，脉搏会变得屈曲不匀整，像蛇爬行一样。

痉病患者，如腹部突然胀大起来，这是风去而湿邪下行的现象，病情开始缓解。如果脉搏更伏、更弦，那就是病情加重。

【心得】这两节说明痉病的主症和误汗的后果。叙述痉病缓急的症状。

第七节后段的"若发其汗者，寒湿相得，其表益虚，即恶寒甚。发其汗已，其脉如蛇"在《伤寒论》"辨痉湿暍脉证第四"无此二十五字。丹波元坚引《轩邨宁熙》："若发其汗以下二十字，盖湿病中之文，今错在此也。"可以参考。

【原文】夫痉脉，按之紧如弦①，直上下行②。

【词释】

①紧如弦：此处如字作而字解。

②直上下行：上指脉的寸部，下脂脉的尺部。直上下行就是从寸到尺部都见同一脉象。

【语译】痉病的脉搏劲急强直，按下去非常紧，就像新张弓弦一样，从寸到尺，直上直下。

【心得】本节指出痉病的主脉为紧脉。仲景形容脉像弓弦一样，从寸到尺，直上直下。本人认为，紧而弦之脉，并不能概括痉病。

【原文】痉病有灸疮[①]，难治。

【词释】

①灸疮：指经过火灸而生的疮。

【语译】病人如先患灸疮再患痉病，难治。

【心得】灸疮病人，脓液久渍，津血本已亏损，再患痉病，势必血枯津伤，病情比较严重。加上灸疮容易感染血毒，毒既要从汗解，又恐疮家犯发汗之戒，这就使医生左右为难，故难治。

本条虽条文简要，却有至理。

【原文】太阳病，其证备，身体强，几几[①]然，脉反沉迟，此为痉，瓜蒌桂枝汤主之。

【词释】

①几几：几音殊，几几，就是颈项强直的样子。

【语译】病人具备了头痛、身热、汗出等太阳病证状，同时又身体强直不灵活，脉象当见浮缓，但反沉迟，可知本证由于津液不足，致风邪化燥而成柔痉，用瓜蒌桂枝汤主治。

瓜蒌桂枝汤方：

瓜蒌根 60g，桂枝（去皮）90g，芍药 90g，甘草（炙）60g，生姜（切）90g，大枣（擘）12 枚。

上六味，以水 9L，煮取 3L，分温三服，微取汗。汗不出，食顷，啜热粥发之。

【心得】本节指出柔痉的脉症和治疗处方——瓜蒌桂枝汤。本人临床体会，柔痉症状近似现代医学的乙型脑炎或脑室炎，多由蚊子传染而引起，发病期多在长夏伏暑至秋末冬初。柔痉治则为养阴增液，息风清脑。瓜蒌虽能润燥，但养阴生津作用甚微，桂枝化燥力强，使病人津液更加亏损，因此，此方治疗柔痉无多大效果。本人以羚羊角散犀角地黄汤，佐以虫类药物，治疗本病有较好的疗效。

【原文】太阳病，无汗而小便反少，气上冲胸，口噤不得语，欲作刚痉，葛根汤主之。

【语译】头痛发热的太阳病，没有汗，小便反而少，气机不得通利，势必逆上冲胸，今已见口噤不得说话一证，可见刚痉即将发作，用葛根汤主治。

葛根汤方：

葛根 120g，麻黄（去节）90g，桂枝（去皮）60g，芍药 60g，甘草（炙）60g，生姜（切）90g，大枣（擘）12 枚。

上七味，㕮咀①，以水 10L，先煮麻黄、葛根，减 2L，去沫，内诸药，煮取 3L，去滓，温服 1L，覆取微似汗，不须啜粥，余如桂枝汤法将息及禁忌。

【附方词释】

①㕮咀：用口咬碎的意思。

【心得】本节指出治疗欲发之刚痉的处方——葛根汤方。葛根汤为标热下陷经络而设。葛根清热润燥，适宜于背强痛的病人。但本人认为，葛根汤方内还应加杜仲、蜈蚣、地龙固肾，加旋覆花、夏枯花网逆降冲，加天竺黄、京半夏化痰而复语言能力。麻黄为息风软坚镇痉之剂，故每方必加。

本人的临床经验，刚痉属病毒感染所致，传染途径由脊髓犯脑，症状与现代医学的流行性脑膜炎、脊髓炎相似。本人常用钩藤饮合桑菊饮，加蜈蚣、全蝎、犀角或羚羊角，治疗本病有较好的疗效。

【原文】痉为病（一本痉字上有"刚"字），胸满口噤，卧不着席①，脚挛急②，必齘齿③，可与大承气汤。

【词释】

①卧不着席：形容背反张的状态。

②脚挛急：指下肢拘挛。

③齘齿：齘，音介。此指磨牙，咬牙。

【语译】痉病，发展到胸满，口噤咬牙，项背反张，睡卧肘碰不着床席，脚拘挛，病势险恶，可用大承气汤。

大承气汤方：

大黄（酒洗）120g，厚朴（炙，去皮）250g，枳实（炙）5枚，芒硝0.3L。

上四味，以水10L，先煮二物，取5L，去滓，内大黄，煮取2L，去滓，内芒硝，更上微火一二沸，分温再服，得下止服。

【心得】本节指出痉病危重证候。仲景提出可考虑用大承气汤来急下存阴。大承气汤以大黄、芒硝泄其燥热，枳实、厚朴宽其壅滞，使里热从大便排泄，从而泄热救阴。注意原文中的"可与"二字，说明痉病用大承气汤是属于紧急措施，并非治疗常规。

本人认为，今日治痉，必须详审标本经络，脏腑营卫，风寒湿之诱因，戾气之主因，辨证施治。不可拘泥于仲景原方，应采用后世新方为宜。

【原文】太阳病，关节疼痛而烦，脉沉细（一作"缓"）者，此名湿痹①（《玉函》云：中湿）。湿痹之候，小便不利，大便反快，但当利其小便。

【词释】

①湿痹：病名。痹是闭塞不通的意思。湿痹的主要症状有关节疼痛、肢体重着、肌肉麻木不仁等。

【语译】患太阳病的病人，全身关节疼痛，心烦，脉象沉细，这是湿气阻遏，脉道不利的缘故，可以断定这是湿痹的症状。如见小便不利，大便反快，这是外湿引动内湿。治疗当利其小便。小便得利，则里湿去，阳气通，湿痹亦除。

【心得】湿病是临床上常见的疾病。本节说明湿留关节之病，病属内湿，治则利小便，使湿去病除。痹病属经络范围。前人认为病因为风寒湿之气杂至，合而成痹。风化热善行。湿聚热蒸蕴于经络关节，形成游走性湿痹。寒化湿聚积于经络关节引起剧痛，形成不游走性湿痹，两型多能影响心脏而引起风湿性心脏病。因此，对初期湿痹病应引起充分重视。

【原文】湿家①之为病，一身尽痛（一云：疼烦），发热，身色如熏黄②也。

【语释】

①湿家：指平常常患湿病的人。

②熏黄：指黄而暗晦如烟熏的样子。

【语译】平素常患湿病的人，里湿本重，再感受了外湿，就会使全身肌肉都疼。湿邪阻滞，阳气被郁，必然发热。湿热熏蒸，全身发黄，颜色黄而且暗，像烟熏的一样。

【心得】本节前半节指出湿郁腠理，血脉阻滞，病人一身尽疼，似属湿痹病。后半节所指的症状，近于黄疸病。仲景未立方，因湿病病人温度低则化寒，温度高易化燥，医生必须根据病证的发展，采取各种不同的治法。

【原文】湿家，其人但头汗出，背强，欲得被覆向火，若下之早则哕①。或胸满，小便不利，舌上如胎②者，以丹田③有热，胸上④有寒，渴欲得饮而不能饮，则口燥烦也。

【词释】

①哕：音月，即呃逆。

②胎：同苔，指舌苔。

③丹田：指下焦。

④胸上：胸膈之上，即胸中。

【词释】平素有湿，阳气又素虚的人，再感受外湿，病人就头上出汗，背部强直，恶寒，想盖被子向着火。在治疗上应当温经散寒，助阳化湿。不到湿久化热，湿蕴成实的时候，不可用下药。如下得过早，胃阳受伤，就是哕逆。如果胸中发满，小便不利，舌上有苔，这是湿热蕴结下焦的表现。如胸中有寒湿，口渴欲饮水又不能饮。不饮不可，欲饮不能，就必然口燥心烦。

【心得】本节指出素有湿病而又感受外湿的病人，病在上在表面医生误用下法的变证。病人头痛出汗病因有二：一、阳热症阴液内竭；二、寒湿证寒湿郁于经络。仲景在本节未立方，本人认为本病宜疏肝和胃，化湿清热，处方用魏玉璜一贯煎，加佩兰、藿香、苇茎有效。

【原文】湿家下之，额上汗出，微喘，小便利者，死；若下利不止者，亦死。

【语译】湿病不应下，误用下法，使元气受伤，阴阳容易脱散。阳从上脱，就出现额上出汗和微喘的现象。阴从下脱，就小便自利，这样就成为死证。如果腹泻不止，是阳不摄阴，阴从下脱的现象，也是死证。

【心得】小节文字虽简，含义却深，寥寥数语，将阴阳决离，脾胃两绝的要点提出。湿证不应下。误下则阳气虚而上浮。因足阳明胃脉循额上，攻下伤脾胃，故额上汗出，证明胃气欲竭。足太阳膀胱脉与肾相表里，误下更伤肾气，致成气喘。假使小便利，大便下利不止，说明病人已脾肾两绝，当然必死无疑。

【原文】风湿相搏，一身尽疼痛，法当汗出而解，值天阴雨不止，医云此可发汗，汗之病不愈者，何也？盖发其汗，汗大出者，但风气去，湿气在，是故不愈也。若治风湿者，发其汗，但微微似欲汗出者，风湿俱去也。

【语译】湿邪兼有风邪的，叫作风湿。风和湿相搏结的病人，周身疼痛，这是病在表，治法应当发汗。但逢着连日阴雨的天气，医生说可以发汗，而发汗以后，病仍不好。这为什么呢？因为发汗也要掌握好方法。如果在出汗时汗出的太急太多，仅能把风气去掉，湿气仍然存在；

同时阴雨天气，空气中湿度高，病人汗孔骤开，外湿又必乘虚而入，所以病就不能好。因此，治风湿病发汗的正确方法，是使周身微微湿润，似乎出汗的样子，风湿才能俱去。

【心得】本节指出治风湿应从汗解，但用药不可太过，使汗出缓缓，则湿随风去，这就是治风湿痹痛微汗缓解，祛风化湿的治法。

【原文】湿家病身疼发热，面黄而喘，头痛鼻塞而烦，其脉大，自能饮食，腹中和无病，病在头中寒湿。故鼻塞。内药①鼻中则愈。

【词释】

①内药：即纳药的意思。

【语译】平素常闹湿病的人又得病，身疼发热，面色发黄，气喘，同时出现头痛、鼻塞、心烦的症状。脉不沉细而大，饮食正常，腹中也没有痛苦的感觉，据此可以确诊是头部受了寒湿，所以鼻塞。只要纳药鼻中，病就能治好。

【心得】本节讲的是因湿邪阻肺，湿邪化湿，阻于上焦所形成的疾病。此病的症状和现代医学所指的鼻黏膜炎相似。本人用无灰青苔，加蟑螂虫腹内白浆拌和，用纱布包裹，塞入病人鼻中，治疗本病有较好的疗效。

【原文】湿家身烦疼，可与麻黄加术汤发其汗为宜，慎不可以火攻①之。

【词释】

①火攻：指烧针、艾灸、熨、熏等治疗方法。

【语译】平素有湿病的人，感外邪，周身烦痛，应用麻黄加术汤发汗最好，切不可用火劫法取汗。

麻黄加术汤方：

麻黄（去节）60g，桂枝（去皮）60g，甘草（炙）30g，杏仁（去皮尖）70g，白术120g。

上五味，以水9L，先煮麻黄，减2L，去上沫，内诸药，煮取2.5L，去滓，温服0.8L，覆取微似汗。

【心得】本节指出寒湿在表的湿病治法，仲景处方麻黄加术汤，以麻黄发汗去寒，白术健脾利湿，湿寒同治，为治表湿重要方剂，现代医者仍常用。补充一点，如病人湿重苔腻厚、腹满，应把方中的白术易苍术较为妥当。

【原文】病者一身尽疼，发热，日晡①所剧者，名风湿。此病伤于汗出当风，或久伤取冷②所致也。可与麻黄杏仁薏苡甘草汤。

【词释】

①日晡：指过午四五点钟的时候。

②取冷：受寒的意思。

【语译】病人全身疼痛，并发热，每到傍晚的时候疼痛、发热就更厉害，这病就叫风湿。这种病起因于出汗的时候，感受了风邪，或是经常受寒，体表的汗不能宣泄于体外，可用麻黄杏仁薏苡甘草汤主治。

麻黄杏仁薏苡甘草汤方：

麻黄（去节，汤炮）15g，甘草（炙）30g，薏苡仁15g，杏仁（去皮尖，炒）10个。

上剉麻豆大，每服15g，水盏半，煮0.24g，去滓，温服。有微汗，避风。

【心得】本节指出风湿病的病因、症状及治法。《内经》云："形寒饮冷则伤肺。"肺主皮毛，令湿邪表热从皮毛排泄尽，其病自愈。仲景处方麻黄杏仁薏苡甘草汤，本人认为，不应局限于此，有些药物如防己、细辛等都可随证加入。

【原文】风湿脉浮身重，汗出恶风者，防己黄芪汤主之。

【语译】风湿病人，脉搏浮，身体感觉重，出汗怕风，这是表虚的风湿病，应用防己黄芪汤主治。

防己黄芪汤方：

防己 30g，甘草（炒）15g，白术 22g，黄芪（去芦）33g。

上剉麻豆大，每抄 17g，生姜 4 片，大枣 1 枚，水盏半，煎 0.24g，去滓，温服，良久再服。喘者加麻黄 15g，胃中不和者加芍药 0.9g，气上冲者加桂枝 0.9g，下有陈寒者加细辛 0.9g。服后当如虫行皮中，从腰下如冰，后坐被上，又以一被绕腰以下，温令微汗，瘥。

【心得】本节指出风湿病表虚的治法。病人脉浮汗出恶风，说明风邪在表，按常规应用桂枝汤，但仲景却因病人表气已虚，改用防己黄芪汤，防己、白术健脾祛湿，黄芪、甘草益气祛风，使正气充实，外风自去。由此可以看出，《金匮》虽然在某些方面条文不连贯，处方有不少可商榷之处，然而绝大部分无不法度井然，值得效法。

【原文】伤寒八九日，风湿相搏，身体疼烦，不能自转侧，不呕不渴，脉浮虚而涩者，桂枝附子汤主之；若大便坚，小便自利者，去桂加白术汤主之。

【语译】风湿相搏的外感病，经过了八九天，病人全身烦疼，自己不能转侧，不呕不渴，脉搏又浮虚而涩，这时应用桂枝附子汤主治。如果服药后，大便不快而比较坚硬，小便自利的，就不用桂枝，加白术主治。

桂枝附子汤方：

桂枝（去皮）120g，生姜（切）90g，附子（炮去皮，破8片）3枚，甘草（炙）60g，大枣（擘）12枚。

上五味，以水6L，煮取2L，去滓，分温三服。

白术附子汤方：

白术60g，附子（炮去皮）1.5枚，甘草（炙）30g，生姜（切）45g，大枣（擘）6枚。

上五味，以水3L，煮取1L，去滓，分温三服。一服觉身痹，半日许再服，三服都尽，其人如冒状，勿怪，即是术、附并走皮中，逐水气，未得除故耳。

【心得】本节指出风湿在表而表阳虚及风湿在表而里阳虚的证治。表阳虚用桂枝附子汤，以桂枝去风邪，附子化寒湿，佐以甘草、生姜、大枣，调和营卫，内健脾胃而驱逐风湿。里阳虚用去桂枝加白术汤，因里阳已虚，故不再用解表之桂枝而易白术，白术、附子合用在于助里阳，以逐表湿。

【原文】风湿相搏，骨节疼烦掣痛[1]，不得屈伸，近之则痛剧，汗出短气，小便不利，恶风不欲去衣，或身微肿者，甘草附子汤主之。

【词释】

[1]掣痛：就是抽掣而痛。

【语译】风湿互相搏结，病人就有骨节疼烦、抽掣作痛，一有外物触近痛得更严重等症状，并有汗出、气短呼吸不利、小便不利、怕冷恶风、不敢脱衣服等现象，有的还身体微肿，这时应用甘草附子汤主治。

甘草附子汤方：

甘草（炙）60g，白术60g，附子（炮去皮）1枚，桂枝（去皮）120g。

上四味，以水6L，煮取3L，去滓，温服1L，日三服。初服得微汗则解，能食。汗出复烦者，服0.5L。恐1L多者，服0.6、0.7L为妙。

【心得】本节指出风湿并重，表里阳气皆虚的证治。

风湿症状与中风（外感）、伤寒相异：中风汗出发热无身体疼痛；伤寒发热体痛而汗不出，风湿则兼有二者的症状。仲景处以甘草附子汤，以甘草补正气，附子壮肾阳，使里气充足，则风湿易于外排，佐以桂枝祛风，白术化湿，扶正托邪，表里兼治，恰到好处。

【原文】太阳中暍①，发热恶寒，身重而疼痛，其脉弦细芤迟。小便已，洒洒然毛耸②，手足逆冷，小有劳，身即热，口开，前板齿③燥。若发其汗，则恶寒甚；加温针④，则发热甚；数下之，则淋甚。

【词释】

①太阳中暍：中暍即夏季的伤暑病。暑邪中人，先从太阳开始，所以称为太阳中暍。

②洒洒然毛耸：毫毛耸然，形容寒战的样子。

③前板齿：指门齿。

④温针：即现时所用的温针灸。

【语译】太阳病起因伤暑。有发热恶寒，身重疼痛，脉象弦细芤迟，小便之后，感觉形寒毛耸，手脚发冷，略一劳动，身上就发热，口开气喘，门牙都觉得干燥等症状。如误发其汗，就恶寒更甚；误用温针，就发热更甚；一再用下去，小便会涩痛，并淋沥不断。

【心得】本节指出太阳中暍的一种证状和治疗三忌。临床证明，均合道理。本人治验，处方以大青叶 10g，佩兰 10g，茵陈 10g，白薇 10g，六一散 10g，西瓜翠衣 10g，生牛蒡 10g。使病人热退腑通即愈。此方有较好的疗效。

【原文】太阳中热者，暍是也。汗出恶寒，身热而渴，白虎加人参汤主之。

【语译】太阳病，由于中暑热而引起的叫暍病，有汗出、恶寒、身热而渴等症状，应用白虎加人参汤主治。

白虎加人参汤方：

知母 180g，石膏（碎）500g，甘草 60g，粳米 600g，人参 90g。

上五味，以水 10L，煮米熟汤成，去滓，温服 1L，日三服。

【心得】本节指出了暍病本证的症状。治则为养阴清暑。处方用白虎加人参汤，以白虎清热，人参养阴生津。本人认为，病人须有热渴烦汗，脉浮大滑数诸证，方可用白虎汤。

【原文】太阳中暍，身热疼重，而脉微弱，此以夏月伤冷水，水行皮中所致也，一物瓜蒂汤主之。

【语译】太阳病起因伤暑，如有身上发热，痛而且重，脉搏微弱等症状。这是由于夏天暑热，正当出汗的时候，突然用冷水洗浴，汗不能出，水湿行于皮中的缘故。用一物瓜蒂汤主治。

一物瓜蒂汤方：

瓜蒂 20 个。

剉，以水 1L，煮取 0.5L，去滓，顿服。

【心得】本节指出暍病兼湿的症状和治疗。仲景处方用一物瓜蒂汤，因瓜蒂苦寒，寒则拒暍之邪内侵，此药善涌，涌则开提阳气，使微弱之脉振兴，水气运为自汗而身疼痛尽解，这都是仲景时代治暑湿方法，今天已不适用。本人治验，用加味香薷饮有较好的疗效，处方如下：

香薷 9g，白扁豆 9g，厚朴 8g，淡豆豉 9g，广藿香 6g。

【结语】本篇论述了痉、湿、暍三种病候。由于它们开始都有太阳见证，所以合为一篇。

痉病的成因可分为两种：一种是六淫外感变化成痉，另一种是误治成痉。痉病的治则为清热养阴，息风镇静。痉病的症状，与现代医学的流行性脑膜炎、脊髓炎、乙型脑炎、脑室炎相似。本人临床治验，以加减钩藤饮治疗有较好的疗效，处方如下：

钩藤 15g，犀角（磨，冲）1g，天麻 10g，全蝎（炙透）5 个，石菖蒲 5g，龙胆草 2g，滁菊 10g，黄连 2g，生僵蚕 10g。

加减法：如大暑酷热久不下雨，气候热燥，加生石膏 30g，川贝 10g。如淫雨过频，湿气袭人，加茵陈 12g。根据病情需要，也可酌服清宫牛黄丸、紫雪丹、至宝丹等。

湿病分内湿外湿。风湿著于关节、肌肉，引起局部疼痛，形成湿痹，能继发现代医学所指的风湿性心脏病、风湿性胸痛、风湿性胃痛、风湿性眼病失明等病。本人临床治验，这些病的治则为疏风化湿，活络通筋。处方为：

潞党参 30g，鸡血藤 18g，生黄芪 30g，桑寄生 15g，菟丝子 15g，蜈蚣 2 条，乌梢蛇 9g，地鳖虫 9g，炒蒲黄 9g，槟榔 9g，威灵仙 9g，千年健 24g，薏苡仁 24g，桃仁 9g，丹参 9g，汉防己 9g。

加减法：心动过速，加炒北五味 12g，山萸肉 9g；胃痛、胸胁痛，加台乌 9g，九香虫 9g，薤白 9g。孕妇禁用上方。

中暍指夏季病人感受暑热病邪引起的急性热病。对暑热本证宜用清法治疗。对兼有湿邪的，可用驱除暑湿的方法，切忌误用汗、下、温针等法治疗。本篇虽然对中暍的治法仅记载了两条，但已具备了暑热与暑湿的证治，为后世对暑病的辨证论治打下了基础。

第三篇 ——百合狐惑阴阳毒病脉证治

【原文】论曰：百合病^①者，百脉一宗，悉致其病^②也。意欲食复不能食，常默然^③，欲卧不能卧，欲行不能行，饮食或有美时，或有不用闻食臭时，如寒无寒，如热无热，口苦，小便赤，诸药不能治，得药则剧吐利，如有神灵者^④，而身形如和^⑤，其脉微数。

每溺时头痛者，六十日乃愈；若溺时头不痛，淅然^⑥者，四十日愈；若溺快然，但头眩者，二十日愈。

其证或未病而预见^⑦，或病四五日而出，或病二十日或一月后见者，各随证治之。

【词释】

①百合病：因主治药物为百合而得名，是一种心肺阴虚内热的疾病。

②百脉一宗，悉致其病：百脉一宗，其意为人身之经脉，分之则为百脉，合之则为一宗。悉，完全之意。这句话的意思是说百合病的见症复杂，几乎涉及周身各个部分。

③默然：有谓当是"默默"二字，指病人沉默不语的忧郁状态。

④如有神灵者：形容病人幻听、幻视，精神恍惚不定的状态。

⑤身形如和：从外形来看，好像安和无病。

⑥淅然：形容怕风的样子。

⑦未病而预见：这里的未病，是指未患伤寒病；未病而预见，是说在未患伤寒病之前，百合病的症状就预先出现了。实际上提出了这类百合病与伤寒病无关，是由情志内伤引起的。

【语译】百合病的特征，是分不清阴阳、表里、脏腑、经络，好像全身百脉一齐受病。这种病，想吃东西，却又吃不下去，经常默默不想说话，想睡又睡不安稳，想走又不能走。有时吃饭觉得很香，有时闻到饭味就不想吃了。人好像发冷而其实不冷，好像发热而其实不热，口里发苦，小便颜色发红，一般的药物都治不好，甚至吃了药还要加重，出现吐或泻的反应。病情恍惚，难以捉摸，像是神灵作祟一样。从病人外表看又好像没有病，只是脉搏稍为快些。

从病人小便时的感觉，就可以知道病的轻重。如小便时头痛的，大约60天才能好。如小便时头不痛，但觉渐渐然像怕风似的，这是郁热较轻，大约40天就能好。如果是小便通利，小便后仅仅觉得头晕的，这是病情更轻，大约有20天就能好。

本病有的出现在其他病之前，有的出现在其他病发生后的四五天，有的甚至出现在其他病发生后的20天或一个月以后，各需随证治疗。

【心得】本节总论百合病，指出百合病的命名、症状、发病情况及预后。得本病的病人，行动坐卧都不能平静。前人对此病病因议论纷纷，莫衷一是。本人认为，本病病因主要为温热病后耗伤营血和津液，使心神涣散的结果。心主神明，从而引起或深或浅的脑病症状，使病人出现百合病特有的种种症状。本病治则宜养阴生津。本人曾治一患伤寒温热病后期有百合病症状的病人，以养阴生津药物加上白木耳、百合，又因病人下肢浮肿，再加少量燕窝，疗效较好，病人未几即愈。

【原文】百合病发汗后者，百合知母汤主之。

【语译】百合病，误发其汗，不能愈病的，用百合知母汤主治。

百合知母汤方：

百合（擘）7枚，知母（切）90g。

先以水洗百合，渍一宿，当白沫出，去其水，更以泉水2L，煮取1L，去滓；别以泉水2L煎知母，取1L，去滓；后合和，煎取1.5L，分温再服。

【心得】古人惯用汗、吐、下三法，医者临诊之际，宜斟酌权变，切忌误用。

本节指出百合病误用汗法，形成病人体液衰竭。治则宜清邪补虚，生津增液。

【原文】百合病下之后者，滑石代赭汤主之。

【语译】百合病，误用攻下的，当用百合滑石代赭汤主治。

滑石代赭汤方：

百合（擘）7枚，滑石（碎，绵裹）90g，代赭石（碎，绵裹）如弹子大1枚。

先以水洗百合，渍一宿，当白沫出，去其水，更以泉水2L，煎取1L，去滓；别以泉水2L煎滑石、代赭，取1L，去滓；后合和重煎，取1.5L，分温服。

【心得】本节说明百合病误下后的治疗。百合病为伤寒温病后期的并发症，病人正气已衰，医者竟误下，危险必如"盲人骑瞎马，夜半临深池"。然滑石代赭汤又岂能为治？本人认为，应结合病证，以后世新方为宜。

【原文】百合病吐之后者，用后方①主之。

【词释】

①后方：指百合鸡子汤。

【语译】百合病，误用吐法的，用百合鸡子黄汤主治。

百合鸡子黄汤方：

百合（擘）7枚，鸡子黄1枚。

上二味，先以水洗百合，渍一宿，当白沫出，去其水，更以泉水2L，煮取1L，去滓，内鸡子黄，搅匀，煎0.5L，温服。

【心得】本节说明百合病误吐后出现阴虚气逆的治疗。由于吐伤肺胃之津，燥动气逆，治则宜清热养阴生津降逆。结合以上两节来考虑，汗、吐、下三法立法虽佳，但如果用法不当，则易发生误治。

【原文】百合病，不经吐、下、发汗，病形如初者①，百合地黄汤主之。

【词释】

①病形如初者：是说没有经过吐下发汗，百合病的症状未变的病人。

【语译】百合病，未经误吐、误汗、误下，病情和初得时一样，没有什么变化的，应用百合地黄汤主治。

百合地黄汤方：

百合（擘）7枚，生地黄汁1L。

以水洗百合，渍一宿，当白沫出，去其水，更以泉水2L，煎取1L，去滓，内地黄汁，煎取1.5L，分温再服。中病，勿更服。大便当如漆。

【心得】本节说明百合病未经误治（汗、吐、下）的正治方法。仲景处方百合地黄汤，以百合养阴，生地黄清热，使太阳标热解，蕴结之邪尽去。但此方能否达此奇效，有待今后临床实践。

【原文】百合病一月不解，变成渴者，百合洗方主之。

【语译】百合病若是经过一个月以后还未好，变成渴欲饮水的病，应用百合洗方主治。

百合洗方：

以百合 1L，以水 10L，渍之一宿，以洗身①。洗已，食煮饼②，勿以盐豉③也。

【附方词释】

①以洗身：疑经文漏一"温"字，应是"温以洗身"。指百合洗方中将浸过一夜的百合水，煮后乘温给患者洗浴。

②煮饼：即熟面饼。

③勿以盐豉：盐和豆豉，均能耗津液，不利于渴，故云"勿以盐豉"。

【心得】本节是百合病变证的治疗方法。仲景处方百合洗方，使营气外达，与在表之卫气相接，使在表之药力，从皮毛吸入而润肺胃，实开外洗药治病之先导。

此方虽限于时代，疗效不大，但可看出仲景用心良苦。

【原文】百合病渴不差者，瓜蒌牡蛎散主之。

【语译】百合病变成渴以后，用百合洗方治疗，渴仍不解的，应用瓜蒌牡蛎散主治。

瓜蒌牡蛎散方：

瓜蒌根、牡蛎（熬）等分。

上为细末，饮服方寸匕，日三服。

【心得】本节所指"渴不差"，是承接上节而言，指用百合洗方治疗后而病人渴仍不解。仲景处方瓜蒌牡蛎散，瓜蒌苦寒，清润生津，能解肺胃燥热而止渴；牡蛎咸寒，潜藏摄纳，能引热下行。二味结合，可上

巴蜀名医遗珍系列丛书

降浮阳而生肺液以充肺阴，益其脾阴，解胃燥而达解渴目的。

【原文】百合病变发热者（一作发寒热），百合滑石散主之。

【语译】百合病，如果变成真正发热，用百合滑石散主治。

百合滑石散方：

百合（炙）30g，滑石60g。

上为散，饮服方寸匕，日三服。当微利者，止服，热则除。

【心得】百合病原无热证，因病经一个月未解，阴虚生内热而引起变证。仲景处方百合滑石散，滑石分理阴阳，为中下焦清利之品，配百合以收摄其气，则水道分利，阳热随小便而出。

【原文】百合病见于阴者，以阳法救之；见于阳者，以阴法救之。见阳攻阴①，复发其汗，此为逆，见阴攻阳②，乃复下之，此亦为逆。

【词释】

①攻阴：指攻下法。

②攻阳：指发汗法。

【语译】百合病是虚性病变，见到阴证，并非阴之有余，而是阳之不足，当用阳法救治；见到阳证，并非阳之有余，而是阴之不足，当用阴法救治。如果见到阳证，不知道是阴不足，反攻其阴，病不好又认为是阳太过而发其汗，这是治疗上的错误。见到阴证，不知道是阳不足，而反攻其阳，病不好的，又认为是阴太过，又再用下法，这也是治疗上的错误。

【心得】本节指出治疗百合病的基本原则为调和阴阳。百合病的阴证，是热病后出现的"肝肾阳虚"，症状有唇淡口和、小便清长、形寒畏冷、脉象迟细等，宜用扶阳法治疗。百合病的阳证，是热病后出现的"肝阳偏亢"，症状有口苦、小便赤、脉微数等虚热症状，宜用阴法，即滋养肝阴，以抑阳亢。这些都符合《黄帝内经》"阴平阳秘，精神乃治"的道理。

【原文】狐惑之为病，状如伤寒，默默欲眠，目不得闭，卧起不安，蚀①于喉为惑，蚀于阴②为狐，不欲饮食，恶闻食臭，其面目乍赤、乍黑、乍白。蚀于上部③则声喝④（一作嗄），甘草泻心汤主之。

【词释】

①蚀：就是腐蚀。

②阴：指前后二阴。

③上部：指喉部。

④声喝：指说话声音嘶哑。

【语译】狐惑这种病，初起也有发热、头痛，症状和伤寒差不多。病情发展，就有默默然不想说话，只想睡，但又不能闭目安睡，睡了又想起来等症状。病毒腐蚀喉部，喉部溃烂的叫惑；病毒腐蚀阴部，阴部溃烂的叫狐。病人不想饮食，闻到食物的味道就厌烦。面色有一阵红、一阵黑、一阵白的现象。喉部受到腐蚀，所以声音嘶哑。用甘草泻心汤主治。

甘草泻心汤方：

甘草（炙）120g，黄芩90g，人参90g，干姜90g，黄连30g，大枣（擘）12枚，半夏250g。

上七味，水10L，煮取6L，去滓再煎，温服1L，日三服。

【心得】本节指出狐惑病的症状和治疗方剂。狐是热毒下注，惑是湿热上攻。病因为湿热或实火内伏，不能外泄。内波及脏腑，外则发为狐，如走马牙疳、小儿麻疹后发烂喉、穿腮等都属狐病范畴。仲景处方甘草泻心汤，本人认为疗效不大，改用下方：如湿热内伏，用普济消毒饮佐青黛、至宝丹或神犀散内服，外用锡类散吹喉。如实火内伏，可用犀角地黄汤佐至宝丹内服，外用锡类散吹喉。

【原文】蚀于下部①则咽干，苦参汤洗之。蚀于肛者，雄黄熏之。

【词释】

①下部：指前阴。

【语译】腐蚀到前阴，使前阴溃烂，咽喉就会发干，用苦参汤外洗。腐蚀到肛门，使肛门溃烂，用雄黄外熏。

苦参汤方：

苦参 500g。以水 10L，煎取 7L，去滓，熏洗，日三次。

雄黄

上一味为末，筒瓦二枚合之，烧向肛熏之。

【心得】狐惑病毒趋势以上出为逆，下出为顺。病毒上出，不易出尽，须用内服药；病毒下趋，是顺势下行，所以只用外洗药。

【原文】病者脉数，无热，微烦，默默但欲卧，汗出，初得之三四日，目赤如鸠①眼，七八日，目四眦②黑。若能食者，脓已成也，赤小豆当归散主之。

【词释】

①鸠：鸟名，俗称斑鸠，两眼有红斑。

②四眦：即两眼内外眦，指两大眼角和两小眼角。

【语译】病人脉搏快，不发热，心微烦，不想说话，只想睡觉，出汗。病初起的三四天，两眼发红，象斑鸠的眼睛一样，到了七八天，两眼内外眦周围发黑，如果病人能吃饭，说明瘀血内积，脓已形成，用赤小豆当归散主治。

赤小豆当归散方：

赤小豆（浸令芽出，晒干）3L，当归。

上二味，杵为散①，浆水②服方寸匕，日三服。

【附方词释】

①杵为散：捣成粉末。

②浆水：炊粟米熟，投冷水中，浸五六天，水面生白花，内里颜色像米浆一样，称为浆水。

【心得】本节说明由于湿热内郁而化脓的狐惑病证治。此病属湿热、温毒及部分性病范围。仲景处方赤小豆当归散，本人认为疗效不大，应采取后世新方。从前后文看来，本节可能是疮痈篇诸痈肿节后的脱文，特志于此，以引起《金匮》学者的注意和重视。

【原文】阳毒之为病，面赤斑斑如锦文①，咽喉痛，唾脓血。五日可治，七日不可治，升麻鳖甲汤主之。

阴毒之为病，面目青，身痛如被杖②，咽喉痛。五日可治，七日不可治，升麻鳖甲汤去雄黄、蜀椒主之。

【词释】

①如锦文：好像织锦上的花纹，形容线条状、片索上的出血疹。

②身痛如被杖：形容身体像受棍打了一样疼痛。

【语译】时疫毒厉之气，中于人体，呈阳性表现的，叫作阳毒。病人脸上发红，兼有颜色鲜明的斑块，咽喉疼痛，甚至吐脓血，这种病毒势最重，病情很急，发病在五天以内还可以治疗，如果发病超过七天，治疗就困难了，应用麻鳖甲汤主治。

呈阴性表现的，叫作阴毒。病人面目发青，全身像被棍打了一样疼痛，咽喉也痛，发病五天内可治，七天以外不可治，用升麻鳖甲汤去雄黄、蜀椒主治。

升麻鳖甲汤方：

升麻 60g，当归 30g，蜀椒（炒去汗）30g，甘草 60g，鳖甲（炙）手指大 1 片，雄黄（研）15g。

上六味，以水 4L，煮取 1L，顿服之，老小再服①，取汗。

【附方词释】

①老小再服：指老人和小儿分两次服。

【心得】本节指出阴阳毒病的症状、治疗及其预后。前辈医家指出阴阳毒是一种急性发斑性传染病，本人极表赞同。本人认为，阳毒证即汪人高上池所指的烂喉痧，症状与现代医学所指的猩红热极相似。仲景处方升麻鳖甲汤，本人认为用全剂疗效不大，应加入辛凉透邪的药物，如加上大青叶 10g，炒升麻 24g，生地黄 10g，射干 20g，板蓝根 24g，银花 10g，连翘 10g，萹蓄 10g，茵陈 12g，外用锡类散吹喉。如此方疗效不显著，改用犀角地黄汤加减：乌犀尖 2g，生地黄 30g，玄参 10g，青黛 10g，板蓝根 24g，射干 10g，炒升麻 24g，生鳖甲 24g，川贝母 10g，至宝丹（冲服）0.5g。为了防止病人浮肿，根据病情酌加利尿剂，如海金沙、夜明砂、车前子等。

阴毒证，从本人临床经验看，属于风湿痹症。处方应用独活寄生汤加减，佐以蜈蚣、乌梢蛇、地鳖虫舒筋活络，化瘀止痛，板蓝根、大青叶控制咽肿痛，有较好的疗效。

【结语】百合、狐惑、阴阳毒三类病，前人认为是伤寒热病的过程中或病后所变生的疾病，故仲景将其合为一篇。

百合病多见于伤寒或温病之后，是属于阴虚伤津的病证，病情轻重与肝肾有关，医生应注意肝肾转化情况，随症施治。本病治则宜养阴生津，切忌误用汗、吐、下三法，以免发生危险。

狐惑病是以证候的形容词作病名，指病人有狐疑、惑乱不定的症状，病因为湿热内伏。治疗本病，用内服、外用药同时进行，收效更快。

阴阳毒以发斑咽痛为主症，是一种急性传染病。本人用治烂喉痧法治疗阳毒，用治风湿病之法治疗阴毒，效果较好，这就是异病同治的治法。

第四篇　疟病脉证并治

【原文】师曰：疟脉自弦。弦数者多热，弦迟者多寒。弦小紧者下之差[1]，弦迟者可温之，弦紧者可发汗针灸也，浮大者可吐之，弦数者风发也[2]，以饮食消息[3]止之。

【词释】

①差：同瘥，病愈的意思。

②风发：指感受疟邪而发热。

③消息：调摄的意思。

【语译】老师说：疟疾病人的脉象多呈弦脉。弦而兼数的多属热，弦而兼迟的多属寒。弦小而兼紧的应用下法治疗，弦而兼迟的应用温法治疗，弦而兼紧的应用发汗法或针灸治疗，脉搏忽转为浮大的，可用吐法治疗，脉弦数的多由于热，这时可斟酌选用适合病情的甘寒饮食来帮助药物治疗。

【心得】本节论述疟疾的脉象及治疗法则。"疟脉自弦"，在临床上有助于判断是否为疟疾。如病人发热，脉浮缓或浮紧，这是太阳病；病人脉弦，这就是疟疾。在无仪器验血的古代，这是一条十分宝贵的诊断经验。

疟疾以弦脉为主脉，但因病情变异，有种种兼脉：如脉弦而数，表明兼有热，热极生风，会发生痉挛，症状类似现代医学所指的疟性脑室炎。治疗时除用镇痉息风药外，还可佐以甘凉饮料，如梨汁、蔗汁、荸荠汁、竹沥之类。如疟脉弦而迟的，表明兼有寒，除以常山为主外，应佐以温法。疟脉弦而兼小紧的，表明病邪入里，应采用通腑气的润下法。

【原文】病疟，以月一日发，当以十五日愈[1]；设不差，当月尽

巴蜀名医遗珍系列丛书

解②；如其不差，当云何？师曰：此结为癥瘕③，名曰疟母④，急治之，宜鳖甲煎丸。

【词释】

①十五日愈：古历以五日为一候，三候为一气，到了十五日则人体气化与节气相应，天气更移，则人身之气亦更移，更气旺则正气胜邪而自愈。

②当月尽解：指十五日不愈，又要更一旺气，即再过十五日，共三十日，疟病应当痊愈。

③癥瘕：腹中积块，推之不移的叫癥，聚散没有一定部位的叫瘕。

④疟母：久患疟疾的人，邪气与痰血凝结在胁下，形成痞块，名叫疟母。

【语译】 感染了疟疾，假如是在月之一日开始发病，应该经过十五天会自愈。如果十五天不好，再过十五天，到月终也会痊愈。如果还不好，这是什么原因呢？老师说：这是已经结成腹内痞块，名叫疟母，用鳖甲煎丸主治。

鳖甲煎丸方：

鳖甲（炙）3.6g，乌扇①（烧）0.9g，黄芩0.9g，柴胡1.8g，鼠妇（熬）0.9g，干姜0.9g，大黄0.9g，芍药1.5g，桂枝0.9g，葶苈（熬）0.3g，石韦（去毛）0.9g，厚朴0.9g，牡丹（去心）1.5g，瞿麦0.6g，紫葳0.9g，半夏0.3g，人参0.3g，䗪虫（熬）1.5g，阿胶（炙）0.9g，蜂窝（炙）1.2g，赤硝3.6g，蜣螂（熬）1.8g，桃仁0.6g。

上二十三味，为末，取锻灶下灰②10L，清酒③150L，浸灰④，候酒尽一半，着鳖甲于中，煮令泛烂如胶漆⑤，绞取汁，内诸药，煎为丸，如梧子大，空心服七丸，日三服。

【附方词释】

①乌扇：即射干。

②锻灶下灰：锻铁灶中的灰。

③清酒：即元灰酒，用米制成，味甘辛，色美丽如琥珀。

④浸灰，候酒去一半：从技术上讲，此说难于理解。《千金要方》作"以酒渍灰，去灰取酒"，可做参考。

⑤胶漆：胶与漆都是黏腻的东西，这里用来譬喻煎药到稠黏的程度。

【心得】疟母，就是因疟疾引起的肝脾肿大。仲景创造了鳖甲煎丸，成为后世消包块的名方。本人曾利用鳖甲煎丸中的虫类药物和化瘀之品治妇科子宫内膜肌瘤和卵巢囊肿，疗效较好，使病人免受开刀之苦。

【原文】师曰：阴气孤绝①，阳气独发②，则热而少气③烦冤④，手足热而欲呕，名曰瘅疟⑤。若但热不寒者，邪气内藏于心，外舍分肉⑥之间，令人消铄⑦脱肉。

【词释】

①阴气孤绝：阴气指津液，孤是衰微的意思，绝字作极字解。阴气孤绝，指阴津极度亏损。

②阳气独发：阳气指邪热；阳气独发指阳邪亢盛。

③少气：指气短。

④烦冤：胸中有郁闷不舒的感觉，好像含冤不白的样子。

⑤瘅疟：瘅音旦；但热不寒的疟疾，叫作瘅疟。

⑥分肉：骨肉相分的地方。

⑦消铄：耗损的意思。

【语译】老师说：病人如果阴气极虚，感染疟疾以后，阳气单独发作，便成高热，病人气弱，有郁闷不舒的感觉，手脚心热，想呕吐，这病名叫瘅疟。这种但热不寒的疟疾，邪气内连心火，外居骨肉相分的地方，使病人肌肉消瘦。

【心得】瘅疟，有阴虚阳亢邪热内炽的症状，主症但热不寒，颇似现代医学所指的恶性疟疾。仲景未提出治法。本人用清热养阴的方法，以竹叶石膏汤加减佐以主药常山，处方如下：

煨透常山10g，青蒿10g，茵陈12g，板蓝根10g，知母10g，竹叶10g，天冬10g，石斛10g，鲜苇茎30g，槟榔10g，广藿香10g。

此方有较好疗效。

【原文】温疟者，其脉如平①，身无寒但热，骨节疼烦②，时呕，白虎加桂枝汤主之。

【词释】

①其脉如平：指脉象不弦，和平常人差不多。

②疼烦："烦"作"剧"解。疼烦，疼痛剧烈。

【语译】温疟病人，脉搏和平常人差不多，身体不寒只有热，骨节烦疼，时时作呕，应用白虎加桂枝汤主治。

白虎加桂枝汤方：

知母180g，甘草（炙）60g，石膏500g，粳米100g，桂枝（去皮）90g。

上剉，每15g，水一盏半，煎至八分，去滓，温服，汗出愈。

【心得】本节指出温疟的脉症与治法。温疟为先热后寒，热壮寒微，多于盛夏亢热的季节发病，症状为脉大、汗出、烦渴、喜冷饮。如兼有骨节疼痛，说明表有寒，可用白虎加桂枝汤方。本人治验，用人参白虎汤加常山治疗本病疗效较好。

【原文】疟多寒者，名曰牡[①]疟，蜀漆散主之。

【词释】

①牡："牝"字之误。禽类以雌雄分阴阳，兽类属阴性（雌性）者谓牝，属阳性（雄性）者谓牡。

【语译】疟疾发作时偏于寒的，名叫牝疟，用蜀漆散主治。

蜀漆散方：

蜀漆（洗去腥）、云母（烧二日夜）、龙骨等分。

上三味，杵为散，未发前[①]以浆水服 1.5g。温疟加蜀漆 0.15g，临发时[②]服 5g。

【附方词释】

①未发前：指疟疾没有发冷发热以前。

②临发时：指疟疾将要开始发作的时候。

【心得】本节指出牝疟的辨证与治法。文中指出的"多寒"，并不是真寒，是阳气为痰湿所闭，寒不能从肌表外出。"牡"是"牝"字误写，牝属阴，疟多偏于阴，故称牝疟。

蜀漆即常山苗，经历代医家临床实践，是治疟的特效药品。

附：《外台秘要》方

牡蛎汤：治牝疟。

牡蛎（熬）120g，麻黄（去节）120g，甘草 60g，蜀漆 90g。

上四味，以水 8L，先煮蜀漆、麻黄，去上沫，得 6L，内诸药，煮取 2L，温服 1L。若吐，则勿更服。

柴胡去半夏加瓜蒌根汤：治疟病发渴者，亦治劳疟。

柴胡240g，人参90g，黄芩90g，甘草90g，瓜蒌根120g，生姜60g，大枣12枚。

上七味，以水12L，煮取6L，去滓，再煎，取3L，温服1L，日二服。

柴胡桂姜汤：治疟寒多微有热，或但寒不热。（服一剂即效）

柴胡250g，桂枝（去皮）90g，干姜60g，瓜蒌根120g，黄芩90g，牡蛎（熬）90g，甘草（炙）60g。

上七味，以水12L，煮取6L，去滓，再煎，取3L，温服1L，日三服。初服微烦，复服汗出便愈。

【结语】本篇专论疟疾。首先提出疟疾的基本脉象和治法，接着又提出瘅疟、温疟、牝疟等几种疟疾的证候和治疗方法，最后还指出疟疾转归形成疟母的治法。

《内经》早有疟论和刺疟篇的记载，说明疟疾一病早就是我国普遍的流行病，中医学对疟疾的脉、证、治早有研究，并以常山（蜀漆）为治疟的主药。本人认为，中医中药治疗疟疾有独特的疗效，常山是一味治疟的较好中药，我们应继续采用和提倡。运用常山时量宜小，每服10g左右，入煎前先煨透，佐黄芩、知母、广藿香，则不会发生任何副作用。

第五篇

中风历节病脉证并治

【原文】夫风①之为病，当半身不遂②。或但臂不遂者，此为痹③。脉微而数，中风使然。

【词释】

①风：指中风。

②不遂：不能随意运动。

③痹：指肢体局部顽麻疼痛或重着不能移动的疾病。

【语译】中风病的症状，是病人半身不听从意志的支配，不能随意运动。如果只有一侧手臂不能活动，这是痹病，不是中风。病人脉微而数，这是中风病的脉象。

【心得】本节指出中风与痹症的鉴别。中风病因为营卫虚损，风邪侵袭，由经络而入于脏腑，症状为口眼歪斜，半身不遂，伴有昏愦、吐涎等症，少自觉痛苦。痹症病因为风寒湿三气杂至，留着于肌肉或筋骨之间。症状为手臂、肩背、下肢等局部疼痛麻木，行动不便，但病人神志却清醒。

【原文】寸口脉浮而紧，紧则为寒，浮则为虚；寒虚相搏，邪在皮肤；浮者血虚，络脉空虚；贼邪①不泄，或左或右；邪气反缓，正气即急②，正气引邪，㖞僻③不遂。

邪在于络，肌肤不仁④；邪在于经，即重不胜⑤；邪入于腑，即不识人；邪入于脏，舌即难言，口吐涎。

【词释】

①贼邪：指不正常的气候所生的风邪。

②邪气反缓，正气即急：邪气，指中邪的一侧；正气，指未受邪的一侧。缓，松弛；急，拘急。全句意思是：受邪的一侧筋脉肌肉弛缓，

无病的一侧筋脉肌肉拘急。

③㖞僻：指口眼歪斜。

④不仁：肌肤顽麻，不知痛痒。

⑤重不胜：肢体重滞不易举动。

【语译】病人寸口脉浮而紧，紧为感受外寒，虚为气血虚弱，寒虚互相搏结，邪气聚在皮肤。浮而无力的脉搏表明病人血虚，血虚则络脉失养而空虚，不正常的气候所产生的邪气停留体内，不向外排泄，乘空虚表现在身体的左侧或右侧。受邪的一边，经络失去作用，反见松弛舒缓，没有邪气的一边，反觉情况紧急。紧急的一面牵引弛缓的一面，形成口眼歪斜，不能移动的现象。

如果风邪侵入络脉，肌肤就要失去知觉，风邪侵入经脉，肢体重滞不易举动，风邪入腑，便神志昏迷不识人，风邪入于脏，就要失去语言能力，涎沫不能抑制而流出。

【心得】本节是中风病的总纲。从脉象上阐述了中风的病因和病理机制。还具体地阐述了中络、中经、中腑、中脏的四大证候。其中中络最轻，只是络脉受病，营气不能运行于肌表，以致肌肤麻木不仁；中脏最重，病人出现不识人、不能言语、口中吐涎等脏腑功能严重紊乱的现象。如果病人出现脑血栓，脑供血不足，预后多为不良。

中风病因多由于病人气虚衰，致使络脉虚损，外邪乘虚而入。本病多见于中年以后。

侯氏黑散方：治大风四肢烦重，心中恶寒不足者。(《外台》治风癫）

菊花 12g，白术 3g，细辛 0.9g，茯苓 0.9g，牡蛎 0.9g，桔梗 2.4g，防风 3g，人参 0.9g，矾石 0.9g，黄芩 1.5g，当归 0.9g，干姜 0.9g，川芎

0.9g，桂枝 0.9g。

上十四味，杵为散，酒服方寸匕，日一服，初服二十日，温酒调服，禁一切鱼肉大蒜，常宜冷食，六十日止，即药积在腹中不下也。热食即下矣，冷食自能助药力。

【原文】寸口脉迟而缓，迟则为寒，缓则为虚；营缓则为亡血，卫缓则为中风。邪气中经，则身痒而瘾疹；心气不足[1]，邪气入中[2]，则胸满而短气。

【词释】

①心气不足：指胸中的阴气不足。

②邪气入中：指风邪不能外泄而传于里。

【语译】寸口脉象迟而缓，迟为至数少，代表气血寒，缓为脉往来缓慢无力，说明营卫虚。营行脉中，如缓而见沉，是亡血于内；卫行脉外，缓中见浮，是风袭肌表。邪气中于经络，则身体发痒，并出现红点隐现于皮肤之内的瘾疹。正气虚弱，邪气侵入，容易引起胸满闷和呼吸短促的症状。

【心得】本节指出营卫虚损是中风的内因，并说明体虚与邪中的部位有别，因而反映出不同的证候。

本节附风引汤方剂，用于除湿疗瘫治痫。此方是宋人所加。凡风热夹痰注于四肢，使四肢麻痹不仁，病人失去语言能力，邪气冲心，出现抽搐，称为风；筋脉拘急，麻木不仁，称为瘫；卒然仆倒，手足抽搦，口吐涎沫，称为痫。本方有潜阳重镇之品，也有清热之药，又怕寒药太峻，配姜桂以牵制，是前人对证治疗的较好处方。

风引汤方：除热瘫痫。

大黄 120g，干姜 120g，龙骨 120g，桂枝 90g，甘草 60g，牡蛎 60g，寒水石 180g，滑石 180g，赤石脂 180g，白石脂 180g，紫石英 180g，石膏 180g。

上十二味，杵，粗筛，以韦囊盛之，取三指撮，并花水 3L，煮三沸，温服 1L。（治大人风引，少小惊痫，瘛疭，日数十发，医所不疗，除热方。巢氏云：脚气定风引汤。）

防己地黄汤方：治病如狂状，妄行，独语不休，无寒热，其脉浮。

防己 0.3g，桂枝 0.9g，防风 0.9g，甘草 0.3g。

上四味，以酒 1 杯，浸之一宿，绞取汁；生地黄 1000g，咬咀，蒸之如斗米饭久，以铜器盛其汁，更绞地黄汁，和，分再服。

头风摩散方：

大附子（炮）1 枚，盐等分。

上二味，为散，沐了，以方寸匕，以摩疾上，令药力行。

【原文】寸口脉沉而弱，沉即主骨，弱即主筋，沉即为肾，弱即为肝。汗出入水中，如水伤心[1]，历节黄汗[2]出，故曰历节。

【词释】

①如水伤心：心主血脉。如水伤心，指水湿伤及血脉。

②黄汗：指关节痛处溢出黄水，是历节病的伴发症状，与黄汗病的汗出色黄，遍及全身者不同。

【语译】寸口脉象沉弱，"沉"是主骨有病，"弱"是主筋有病。从脏气方面说，沉脉说明肾有病，弱脉说明肝有病。当人身上正出汗，到冷水中洗浴，汗与水相结，就能影响心气，同时汗为水所逼，由此产生湿热，流入筋骨，周身关节部位疼痛出黄汗，所以叫作历节病。

【心得】本节说明历节病的成因之一及其主要脉证。历节，指前发于关节部位；黄汗，指汗出粘衣如黄柏汁，非身目发黄，与黄疸病不同。历节病证状，与现代医学所指风湿关节痛相似。历节病因之一为肝肾不足，再加汗出入水，水气入侵。可见肝肾先虚为历节之本。水气内侵为历节之标。治疗时当究其本，标本兼顾，不可专治其标。

【原文】趺阳脉浮而滑，滑则谷气实，浮则汗自出。

少阴①脉浮而弱，弱则血不足，浮则为风，风血相搏，即疼痛如掣。

盛人②脉涩小，短气，自汗出，历节痛不可屈伸，此皆饮酒汗出当风所致。

【词释】

①少阴：指手少阴神门脉，也就是肾脉，在掌后锐骨端陷中；足少阴太溪脉，在足内踝后五分陷中。

②盛人：指肥胖的人。

【语译】趺阳脉是胃脉，趺阳脉见浮而滑，滑主胃中食积生热，浮主汗出而冒风，风热相结，形成历节病。

少阴为肾脉，少阴脉见浮而弱，浮主感受风邪，弱主血不足，血虚受风邪袭击，就易产生牵掣性的疼痛。

肥胖的人脉象迟滞而细小，时常短气，常自汗，出现周身关节疼痛、不敢屈伸的历节病，病因是酒后由汗当风而引起的。

【心得】本节从脉象上说明了历节病的另外三个成因：其一为趺阳脉浮而滑。趺阳脉滑，表明胃气实而有热；趺阳脉浮，指表虚兼有风邪，风性疏泄，故汗出，风热相搏，容易形成历节病。其二为少阴脉浮

巴蜀名医遗珍系列丛书

而弱。少阴脉弱，表明病人血分不足，少阴脉浮，表明外有风邪侵入，风血相搏，容易形成历节病。其三为胖人脉涩小。胖人脉涩小，表明胖人阳气不足，外加饮酒汗出当风，风湿相搏，容易形成历节病。

【原文】诸肢节疼痛，身体尪羸①，脚肿如脱②，头眩短气，温温欲吐，桂枝芍药知母汤主之。

【词释】

①尪羸：读音为汪雷，《脉经》作"魁瘰"，病而枯瘦的形态。

②脚肿如脱：形容脚肿得很大，象皮肉要与骨脱离的状态。

【语译】病人周身关节疼痛，身体瘦弱，脚肿得很大，像皮肉要与骨脱离那样，头眩晕，气不接，胃中不舒畅，时时想呕吐。应用桂枝芍药知母汤主治。

桂枝芍药知母汤方：

桂枝 120g，芍药 90g，甘草 60g，麻黄 60g，生姜 150g，白术 150g，知母 120g，防风 120g，附子（炮）2 枚。

上九味，以水 7L，煮取 2L，温服 0.7L，日三服。

【心得】本节说明本已极端衰弱的病人又患上历节风湿病的治疗方法。

仲景处方桂枝芍药知母汤方。方中桂枝、麻黄、防风散表，知母、甘草、芍药除热，白术、附子祛湿，生姜治呕降逆。本人认为，用此方治疗脾肾阳虚水湿泛滥证是对证的。但从本节病人症状来看，病人身体尪羸，眩晕气短，已属肝肾阴虚兼心力衰竭型，因而不能用桂枝芍药知母汤方治疗，可试用参麦散。

【原文】味酸则伤筋，筋伤则缓，名曰泄。咸则伤骨，骨伤则痿，名曰枯。枯泄相搏，名曰断泄。营气不通，卫不独行，营卫俱微，三焦无所御①，四属②断绝，身体羸瘦，独足肿大，黄汗出，胫冷。假令发热，便为历节也。

【词释】

①御：作统驭、统治讲。

②四属：指皮、肉、脂、髓。

【语译】酸味食之太过，就会伤筋，筋受伤了则足行迟缓，这叫作泄。咸味食之太过，就会伤骨，骨受伤了则骨髓少而腿软无力，这叫作枯。既枯且泄，筋骨俱伤，就叫作断泄。营气虚弱而不能通行，卫气也就不能独行，营卫都很衰弱，三焦就得不到营养，皮、肉、脂、髓失去供应，身体必然羸瘦，只有两脚肿大，出黄汗，小腿发冷。如果再加上发热，就会形成历节病。

【心得】本节指出，食酸咸之味太过，会损伤肝肾，形成历节病。本人认为，性味嗜好，全是生活习惯形成的，爱食酸咸，不能推为致病因素。仲景由于时代局限，对一些历节病，如现代医学所指的结核性风湿关节炎、化脓性风湿关节炎（俗称鹤膝风）找不出病因，只得从五味方面寻求结论。

【原文】病历节不可屈伸，疼痛，乌头汤主之。

【语译】凡患历节病关节不能随意屈伸，疼痛较剧的，应用乌头汤主治。

乌头汤方：治脚气疼痛，不可屈伸。

麻黄 90g，芍药 90g，黄芪 90g，甘草（炙）60g，川乌 5 枚。（㕮咀，

巴蜀名医遗珍系列丛书

以蜜 2L，煎取 1L，即出乌头。）

上五味，㕮咀四味，以水 3L，煮取 1L，去滓，内蜜煎中更煎之，服 0.7L。不知，尽服之。

【心得】本节说明寒湿型历节病的治疗。仲景处方乌头汤，以乌头温里寒祛湿，麻黄散表寒，黄芪益气，合白芍收敛来调节心脏功能，甘草协助止痛。此方有一定治疗价值，直到今天仍是治疗寒湿型历节病的名方。但乌头应用制乌头（即先熬 2 小时）。本人在乌头汤内加入虫类药物，治疗硬皮病，疗效颇佳。

矾石汤：治脚气冲心。

矾石 60g。

上一味，以浆水 15L，煎三五沸，浸脚良。

附方：

《古今录验》续命汤：治中风痱[1]，身体不能自收持，口不能言，冒昧[2]不知痛处，或拘急不得转侧。

麻黄 90g，桂枝 90g，当归 90g，人参 90g，石膏 90g，干姜 90g，甘草 90g，川芎 45g，杏仁 40 枚。

上九味，以水 10L，煮取 4L，温服 1L，当小汗。薄覆脊[3]，凭几坐，汗出则愈，不汗更服。无所禁，勿当风。并治但伏不得卧，咳逆上气，面目浮肿。

《千金》三黄汤：治中风手足拘急，百节[4]疼痛，烦热心乱，恶寒，经日不欲饮食。

麻黄 1.5g，独活 1.2g，细辛 0.6g，黄芪 0.6g，黄芩 0.6g。

上五味，以水 6L，煮取 2L，分温三服，一服小汗，二服大汗。心热加大黄 0.6g，腹满加枳实 1 枚，气逆加人参 0.9g，悸加牡蛎 0.9g，渴加瓜蒌根 0.9g，先有寒⑤加附子 1 枚。

《近效》术附汤：治风虚头重眩苦极，不知食味，暖肌补中益精气。

白术 60g，附子（炮去皮）1.5 枚，甘草（炙）30g。

上三味，剉，每五钱匕，姜 5 片，枣 1 枚，水盏半，煎七成，去滓，温服。

崔氏八味丸：治脚气上入小腹不仁。

干地黄 240g，山茱萸 120g，薯蓣 120g，泽泻 90g，茯苓 90g，牡丹皮 90g，桂枝 30g，附子（炮）30g。

上八味，末之，炼蜜和丸梧子大。酒下 15 丸，日再服。

《千金》越婢加术汤；治肉极⑥，热则身体津脱⑦，腠理开，汗大泄，厉风气⑧，下焦脚弱。

麻黄 180g，石膏 250g，生姜 90g，甘草 60g，白术 120g，大枣 15 枚。

上六味，以水 6L，先煮麻黄，去上沫，内诸药，煮取 3L，分温三服。恶风加附子（炮）1 枚。

【附方词释】

①痱：音肥。指肢体不能移动。

②冒昧：这里是恍惚的意思。

③薄覆脊：背部覆盖单薄的衣被。

④百节：指全身的骨节。

⑤先有寒：指平素有寒。

⑥肉极：为六极之一，指肌肉消瘦到极点。

⑦津脱：因汗出过多而引起津液干枯。

⑧厉风气：指由不正常气候所产生的恶风。

【结语】中风、历节虽是两类疾病，但病因都与风有关，因而合为一篇。

　　本篇所提的中风与《伤寒论》所说的中风不同，《伤寒论》中的中风是属于外感发热，本篇所提的中风属于杂病兼有脑病症状。中风病因有内外二因，外因指风邪自外侵入，由经络而深入脏腑，引起中风。后世医家称为真中风。内因指痰火等内动之风，后世医家称为类中风。有多种治疗方剂。

　　历节病又名痛风，特点是痛遍关节。历节病的治疗方法，根据本人临床经验，属于寒湿凝结的，宜用加减乌头汤，佐入虫类药物；属于风湿盘踞关节或肌肉的，宜用加减独活寄生汤，佐入虫类药物。病人如心跳过速者，加山萸肉；心跳弛缓者，加桂圆肉，均有较好的疗效。

第六篇

血痹虚劳病脉证并治

【原文】问曰：血痹①病从何得之？师曰：夫尊荣人②骨弱肌肤盛③，重因疲劳汗出，卧不时动摇，加被微风，遂得之。但以脉自微涩，在寸口、关上小紧，宜针引阳气，令脉和紧去则愈。

【词释】

①血痹：病名。有麻痹不仁的症状。

②尊荣人：指好逸恶劳、养尊处优的人。

③骨弱肌肤盛：肌肉虽然丰厚，但筋骨脆弱，因而抗病力不强。

【语译】问：血痹病是怎样得来的呢？老师说：那些好逸恶劳、养尊处优的人，素未经过劳动锻炼，筋骨脆弱，肌肉虽丰满，但缺乏抵抗能力，又因为疲劳出汗，晚上睡觉时翻来覆去，动了被子而受风，就会得这个病。如病人脉象微涩，在寸口、关上脉小紧，在治疗时，应用针刺法导引阳气，使气血条达，脉象平和而紧，血痹病就好了。

【心得】本节指出血痹病的致病原因、诊断和治疗方法。

血痹病的成因：内因为骨弱肌肤盛，外因为疲劳出汗，卧不时动摇，再受微风，以致血行滞，痹于肌肤而成。如病人脉象为寸口微涩，关上小紧，说明邪中较浅，用针刺疗法即可治愈。

【原文】血痹，阴阳俱微①，寸口关上微，尺中小紧，外证身体不仁②，如风痹③状，黄芪桂枝五物汤主之。

【词释】

①阴阳俱微：指营卫气血俱不足。

②不仁：麻木失去知觉。

③风痹：病名。症状以肌肉麻痹和疼痛为主。《诸病源候论》载："痹者，风寒湿三气杂至，合而成痹。其状肌肉顽厚或疼痛，由人体虚，

腠理开，故受风邪也。"

【语译】血痹病的患者，如阳气阴血不足，寸口关上的脉型微弱，独尺部脉搏微见紧象，外面又表现出周身麻木不仁，和风痹一样的症状，这种病应用黄芪桂枝五物汤主治。

黄芪桂枝五物汤方：

黄芪 90g，芍药 90g，桂枝 90g，生姜 180g，大枣 12 枚。

上五味，以水 6L，煮取 2L，温服 0.7L，日三服。（一方有人参）

【心得】本节讲的是气血两虚型血痹病的证治。这类血痹病情较重，仲景处方黄芪五物汤，旨在补气益血。

《内经》说："淫气喘息，痹聚在肺；淫气忧思，痹聚在心；淫气遗溺，痹聚在肾；淫气乏竭，痹聚在肝；淫气肌绝，痹聚在脾。"不仅风寒湿三气可成痹。五脏有病也能成痹，经脉筋络更首当其冲。本人认为，治疗血痹，必须与脏腑相联系，从人体整体观和标本缓急的观念出发，才能奏效。

【原文】夫男子平人①，脉大为劳，极虚亦为劳。

【词释】

①平人：从外表形体上看并无病态的人。

【语译】男子在外貌上没有显著的病态，而脉搏浮大，就是虚劳病。脉搏极虚，也是虚劳病。

【心得】本节指出虚劳病的脉象为大脉和极虚脉。大脉浮而无力，是刚气外浮的表现。虚脉为中取重按、细弱如无的脉象，是精气内损的表现。本人认为，虚劳病的脉象是复杂的，绝不是大、虚两种脉象所能概括，应细加审诊，以免贻误。

【原文】男子面色薄①者，主渴及亡血；卒喘悸②，脉浮者，里虚也。

【词释】

①面色薄：面色苍白无神。

②卒喘悸：卒同猝。卒喘悸，病人稍一动作，即突然气喘、心悸。

【语译】男子面色苍白无神的，表明口渴、亡血；稍一动作，就突然气喘、心悸、脉搏浮，这都是里虚的缘故。

【心得】本节指出亡血里虚的虚劳病的色脉和症状。本病失血阴虚又兼阳亢，出现喘悸现象，治则宜潜阳纳气。

【原文】男子脉虚沉弦，无寒热，短气里急①，小便不利，面色白，时目瞑②，兼衄③，小腹满，此为劳使之然。

【词释】

①短气里急：指呼吸急促，腹中拘急。两症多见于气虚阴虚。

②目瞑：瞑与眩通用，目瞑即目眩，两眼昏花的意思。此为血虚阴虚常见症状。

③衄：鼻子出血。

【语译】男子脉象虚而兼沉弦，没有恶寒发热的表证，但有气促，腹中拘急，小便不畅，面色苍白，时常两眼昏花，兼有鼻道流血、小腹胀满等现象，这都是虚劳病所出现的症状。

【心得】本节指出肝肾阴虚的虚劳病的色脉和症状。本病气血两虚，伤阴缺津，阳精外泄不能自主。治疗应从肝肾着手。本人认为，可采取魏玉璜一贯煎加减，加服牛羊肉汁，以扶血阴中的阳机，以血肉有情之品助起生理机能。

巴蜀名医遗珍系列丛书

【原文】劳之为病，其脉浮大，手足烦①，春夏剧，秋冬瘥，阴寒②酸削③不能行，精自出④。

【词释】

①手足烦：手心和足心发热。

②阴寒：前阴寒冷。

③酸削：指两腿酸痛消瘦。

④精自出：指遗精、滑精。

【语译】虚劳病的患者，他的脉搏浮大，手足心热，春天、夏天阳气上升，故病情加重；秋天、冬天阳气闭藏，故病情好转。病人前阴寒冷，有滑精现象，两腿消瘦，酸软无力，以致行动艰难。

【心得】本节说明虚劳病症状的好转和增剧，与气候有关。因此，医生在临床治疗上，应注意到病人患病的时令和环境。

【原文】男子脉浮弱而涩，为无子，精气清冷。

【语译】男子脉搏浮弱而涩，有这种脉象的人多不可能有子，这是因为他体质虚弱，精气清冷的缘故。

【心得】本节讲的是先天禀赋不足的虚劳病。《诸病源候论·虚劳无子候》说："丈夫无子者，其精清如水，冷如冰铁，皆无子之候。"和此节意义略同。

【原文】夫失精家①少腹弦急，阴头寒②，目眩，发落。脉极虚芤迟，为清谷，亡血，失精。脉得诸芤动微紧，男子失精，女子梦交③，桂枝龙骨牡蛎汤主之。

【词释】

①失精家：指经常梦遗、滑精的人。

②阴头寒：指前阴冷。

③梦交：梦中性交。

【语译】素有遗精病的患者，少腹拳急不柔软，外阴部寒冷，头目昏眩，毛发脱落。脉搏若见极虚而兼有芤、迟的现象，就会有泄泻、失血、失精的症状。脉搏上发现芤而兼动或见微紧等现象时，在男子患遗精，女子夜梦性交的病，用桂枝龙骨牡蛎汤主治。

桂枝龙骨牡蛎汤方：

《小品》云：虚弱浮热汗出者，除桂，加白薇、附子各 0.9g，故曰二加龙骨汤。

桂枝 90g，芍药 90g，生姜 90g，甘草 60g，大枣 12 枚，龙骨 90g，牡蛎 90g。

上七味，以水 7L，煮取 3L，分温三服。

天雄散方：

天雄（炮）90g，白术 240g，桂枝 180g，龙骨 90g。

上四味，杵为散，酒服半钱匕，日三服，不知，稍增之。

【心得】本节说明阴阳两虚的虚劳病的证治。这类病的主要症状，表现在性机能方面：即男子遗精，女子梦交，还有头眩、落发等症状。治则为滋养肝肾，阴阳兼顾。处方以滋养肝肾之药为主药，佐以胎盘、韭菜子等。如主症为目眩，可处以下方：党参 30g，半夏 30g，当归 30g，熟地黄 30g，川芎 9g，山萸肉 9g，天麻 4g，陈皮 4g。如用于气虚缺津者，川芎用量减半；如落发严重者，加桑椹 30g，蚕蛹 30g，有较好的疗效。

巴蜀名医遗珍系列丛书

【原文】男子平人，脉虚弱细微者，喜①盗汗也。

【词释】

①善:《经脉》作“善”，经常的意思。

【语译】男子没有显著的病态，而他的脉象却虚弱细微，这是气血不足的现象，所以要出现盗汗的症状。

【心得】本节指出阴阳两虚的盗汗症。寐而未醒汗出为盗汗，醒而未寐汗出为自汗。阳虚自汗，处方宜加减黄芪建中汤。阴虚盗汗，处方宜加减当归六黄汤。还有醒时挥汗如雨，数月不止，现代医学称为自主神经紊乱，本人认为此病属脑虚，用自制安脑丸治疗有效，处方为：生黄芪 60g，金樱子 60g，生牡蛎 60g，炒五灵脂 60g，生龟板 60g，海金沙 15g，地龙 60g，共研细末，炼蜜为丸，早、中、晚各服一次，一周服完。

【原文】人年五六十，其病脉大者，痹侠背行①，若肠鸣，马刀侠瘿②者，皆为劳得之。

【词释】

①痹侠背行：痹为麻木不仁，侠同夹。痹侠背行，就是说沿脊柱两旁都有麻木感。

②马刀侠瘿：结核生于腋下名马刀，生于颈旁名侠瘿，二者常相联系，俗称瘰疬。

【语译】人的年纪到了五六十岁，有病而脉反大，沿脊柱两旁都有麻木感，这是风气所致。如果有肠鸣，腋下、颈旁生结核，这是因为劳伤阳气的结果。

【心得】本节指出虚劳与风气的鉴别。同样是大脉，但由于致病因素不同，因而所表现的症状亦不相同。大脉虽见于虚劳，也可见于风气，必须结合其他症状进行研究，才能掌握疾病本质的变化。

【原文】脉沉小迟，名脱气。其人疾行则喘喝，手足逆寒，腹满，至则溏泄，食不消化也。

【语译】脉搏沉小而迟，叫作脱气。病人脾肾两虚，肾阳大虚，因此，走路快点时，就会显出呼吸喘促的现象，手脚逆冷，腹部胀满。严重时，拉稀大便，这是脾阳虚不能消化水谷的缘故。

【心得】本节指出脾肾阳虚的虚劳病的脉象和症状。仲景未处方，本人认为，可用加减附子理中汤来两补脾肾阳气。

【原文】脉弦而大，弦则为减，大则为芤，减则为寒，芤则为虚，虚寒相搏，此名为革，妇人则半产漏下①，男子则亡血失精。

【词释】

①漏下：其义有二：一为妇女非月经期间的下血，淋沥不断，叫作漏下；二为妊娠期间的下血，又称为胎漏。

【语译】脉象弦而兼大，弦脉说明阳气减弱，大脉说明阴气不足，容易发展为芤脉。阳气减弱，就会生寒，芤脉说明中虚，虚寒相合，形成浮大而沉虚的脉象，就叫作革。产生革脉的原因，妇女多因小产或漏下所致。男子多因失血或遗精所致。

【心得】本节指出精血亏损的虚劳脉象。病人大出血时，气血大伤，阳气外浮，多出现芤脉或革脉。病人半产、漏下、亡血、失精是由于阳气不固，不能统摄阴血所致。在治疗上应该温补，因补气可以生血，补阳可以摄阴。仲景恐人倒因为果，反来补阴损阳，所以提出"虚寒相搏"一句，引人注意。

【原文】虚劳里急①，悸，衄，腹中痛，梦失精，四肢酸疼，手足烦热，咽干口燥，小建中汤主之。

【词释】

①里急：指少腹有挛急感，但按之不硬。

【语译】虚劳病人有腹内拘急，心悸动不宁，鼻血，腹中痛，梦遗，四肢酸疼，手足心热，咽干口燥等症状的，应用小建中汤主治。

小建中汤方：

桂枝（去皮）90g，甘草（炙）60g，大枣 12 枚，芍药 180g，生姜 90g，胶饴 1L。

上六味，以水 7L，煮取 3L，去滓，内胶饴，更上微火消解，温服 1L，日三服。（呕家不可用建中汤，以甜故也。）

《千金》疗男女因积冷气滞，或大病后不复常，若四肢沉重，骨肉酸疼，吸吸少气，行动喘乏，胸满气急，腰背强痛，心中虚悸，咽干唇燥，面体少色，或饮食无味，胁肋腹胀，头重不举，多卧少起，甚者积年，轻者百日，渐致瘦弱，五脏气竭，则难可复常，六脉俱不足，虚寒乏气，少腹拘急，羸瘠百病，名曰黄芪建中汤，又有人参 60g。

【心得】本节指出阴阳两虚的虚劳病的证候和治法。由于阴阳互不协调，各走极端，以致形成偏寒偏热的错综现象。本节和桂枝龙骨牡蛎汤节俱为阴阳两虚的证治，都用甘温之剂，以和调阴阳。如偏于阴虚而见舌红、脉数者，甘温之剂不宜使用，可考虑用加减一贯煎。

【原文】虚劳里急，诸不足①，黄芪建中汤主之。

【词释】

①诸不足：指血气阴阳俱不足。

【语译】虚劳病人腹中拘急，气血阴阳都不足，用黄芪建中汤主治。

黄芪建中汤方：

于小建中汤内加黄芪45g，余依上法。气短胸满者加生姜；腹满者去大枣，加茯苓45g；及疗肺虚损不足，补气加半夏90g。

【心得】本节说明虚劳病人具有上节症状而又兼见气短、喘喝等不足现象的治疗方法，仲景处方为黄芪建中汤。此方既扶中气，调节阴阳达于营卫，又能消除偏虚偏亢，很能显示古人用方妙处，值得深思。

【原文】虚劳腰痛，少腹拘急，小便不利者，八味肾气丸主之。

【语译】虚劳病人有腰痛少腹拘急，小便不利的症状，用八味肾气丸主治。

肾气丸方：

干地黄240g，山药120g，山茱萸120g，泽泻90g，丹皮90g，茯苓90g，桂枝30g，附子（炮）30g。

上八味末之，炼蜜和丸梧桐子大，酒下15丸，加至20丸，日再服。

【心得】本节指出肾阳虚的虚劳病的症状和治疗方法。《难经》说"损其肾者益其精"，因而本证治则以培补下焦元气为主。仲景处方八味肾气丸，是补肾精的名方，一直沿用到今天。

【原文】虚劳诸不足①，风气百疾②，薯蓣丸主之。

【词释】

①诸不足：含义与前面黄芪建中汤证的"诸不足"稍有不同，范围更广泛，是泛指一切虚损疾病，如五劳七伤等。

巴蜀名医遗珍系列丛书

②风气百疾：指风眩、风痹等一类病。

【语译】患有一切虚劳不足的病而又兼有各种风气病的，应用薯蓣丸主治。

薯蓣丸方：

薯蓣 9g，当归 3g，桂枝 3g，曲 3g，干地黄 3g，豆黄卷 3g，甘草 8g，人参 2g，川芎 1.8g，芍药 1.8g，白术 1.8g，麦门冬 1.8g，杏仁 1.8g，柴胡 1.5g，桔梗 1.5g，茯苓 1.5g，阿胶 2g，干姜 0.9g，白蔹 0.6g，防风 1.8g，大枣（为膏）100 枚。

上二十一味，末之，炼蜜和丸，如弹子大，空腹酒服 1 丸，100 丸为剂。

【心得】本节指出虚劳病兼风病的治疗方法。此病既不能单纯补虚，也不能单纯祛风，宜补虚祛风统筹兼顾。仲景处方薯蓣丸，以调理脾肾为主，补气、益血、生津、调节营卫为辅。后世的祛风补虚成药——回天再造丸，就是从薯蓣丸一方中套出的。

【原文】虚劳虚烦不得眠，酸枣仁汤主之。

【语译】虚劳而致虚烦不能睡，应用酸枣仁汤主治。

酸枣仁汤方：

酸枣仁 2L，甘草 30g，知母 60g，茯苓 60g，川芎 60g（《深师》有生姜 60g）。

上五味，以水 8L，煮酸枣仁，得 6L，内诸药，煮取 3L，分温三服。

【心得】本节指出虚劳病人肝虚失眠的治疗方法。《内经》说："肝藏魂。"虚劳病人肝阴不足，神志便不能安适，魂不藏则人不寐。仲景处方酸枣仁汤，以枣仁滋养肝胆，茯苓安神，略加川芎、知母以抑制阳亢。此方至今仍是安眠主剂。

【原文】五劳虚极羸瘦，腹满不能饮食，食伤，忧伤，饮伤，房室伤，饥伤，劳伤，经络营卫气伤，内有干血，肌肤甲错①，两目黯黑。缓中补虚，大黄䗪虫丸主之。

【词释】

①肌肤甲错：形容皮肤十分粗糙，像鱼鳞龟甲一样。《皇汉医学》说："甲错谓皮肤如鱼鳞，亦如龟甲之皱纹。"

【语译】由于各种虚劳而致极虚，气血衰惫而极瘦，腹满不能饮食。这种病的原因，或由于饮食失调，或由于忧思过度，或由于饮酒过量，或由于房欲无度，或由于过度的饥饿与劳倦，使经络营卫之气受伤，病人内部留有瘀血，肌肤干枯甲错，两目周围颜色黯黑。在治疗时，须缓解其中气的郁遏而补其不足，应用大黄䗪虫丸主治。

大黄䗪虫丸方：

大黄（蒸）3g，黄芩60g，甘草90g，桃仁1L，杏仁1L，芍药120g，干地黄300g，干漆30g，虻虫1L，水蛭100枚，蛴螬1L，䗪虫0.5L。

上十二味，末之，炼蜜和丸小豆大，酒饮服5丸，日三服。

【心得】本节指出因瘀血引起虚劳的证治。五劳，指因虚劳期久而亏损五脏之真气。仲景处方大黄䗪虫丸，以大黄、虻虫、水蛭、蛴螬等虫类药物及干漆、桃仁等行血祛瘀，用甘草、芍药、地黄以补虚，黄芩清热，杏仁利气。本方是古代名方，用于瘀血停积，元气未伤者，有很好的效果。

附方：

《千金翼》①炙甘草汤：治虚劳不足，汗出而闷，脉结悸②，行动如常，不出百日，危急者十一日死。

甘草（炙）120g，桂枝 90g，生姜 90g，麦门冬 0.5L，麻仁 0.5L，人参 60g，阿胶 60g，大枣 30 枚，生地黄 1L。

上九味，以酒 7L，水 8L，先煮八味，取 3L，去滓，内胶消尽③，温服 1L，日三服。

《肘后》④獭肝散：治冷劳，又主瘵疰一门相染。

獭肝 1 具。

炙干末之，水服方寸匕，日三服。

【附方词释】

①《千金翼》：书名，唐代孙思邈撰。

②脉结悸：缓而时有歇止的脉象，称为结脉。脉结悸，指脉现结象和悸象。

③内胶消尽：内，同纳。内胶消尽，即把阿胶放入药中化尽。

④《肘后》：书名，亦称《肘后方》《肘后备急方》，晋代葛洪撰。

【结语】血痹和虚劳两者都是气血虚损所致的疾病，血痹指血罹痹病，瘀滞不通，导致肌体麻木不仁。

仲景治疗血痹用黄芪五物汤来"温阳行痹"，其理可通，其效不显。本人认为，血痹成因不在卫气营血，而在卫气营血之间的"脉"，脉非空洞无形，而是在人体内星罗棋布，蛛丝网结，无所不到的，就像一条自来水管。血痹的成因，就因这管子变窄、堵塞。鉴于这种认识，本人临床运用王清任的通窍活血汤，佐以虫类药物治疗，都能收到满意的疗效。现代医学中血液循环系统疾病中的疑难病，如冠状动脉硬化心脏病、静脉曲张、无脉症、侧索硬化症、血栓性静脉炎等，用通窍活血汤，佐以虫类和麝香等药物，以虫类药物舒筋活络，麝香辛串通络，也都有较好的疗效。

虚劳证也属于精血耗损的病，按《金匮》条文来看，其病因与血痹有相似之处，因而两者合为一篇。但血痹是虚中夹瘀，虚劳却范围广泛。它包括各种劳伤、阳虚阴虚或阴阳两虚等复杂证候。在辨证上，要注意凭脉象。如微、细、软、弱、涩、芤、迟等脉象，脉证符合，预后较好；如洪、大、数、疾、弦急、豁大无力等，脉证不符，预后多不良。由于肾为先天之气，脾为后天之本，所以，补肾和补脾是治疗虚劳病的基本法则。仲景提出多种处方，都有见地。特别是大黄䗪虫丸，不但能治疗虚劳而有瘀血的证候，而且用来治疗现代医学中所指的输卵管囊肿、子宫肌瘤、肝硬化、脑血栓、血丝虫病引起的象皮腿、硬皮病都有令人满意的疗效。本人在重庆时曾患轻度中风，长服大黄䗪虫丸，未几即告痊愈。

第七篇 肺痿肺痈咳嗽上气病脉证治

【原文】问曰：热在上焦者，因咳为肺痿。肺痿之病，从何得之？师曰：或从汗出，或从呕吐，或从消渴，小便利数，或从便难，又被快药^①下利，重亡津液，故得之。

曰：寸口脉数，其人咳，口中反有浊唾^②涎沫^③者何？师曰：为肺痿之病。若口中辟辟燥^④，咳即胸中隐隐痛，脉反滑数，此为肺痈，咳唾脓血。

脉数虚者为肺痿，数实者为肺痈。

【词释】

①快药：峻烈攻下的药物。

②浊唾：指稠痰。

③涎沫：指稀痰。

④辟辟燥：形容口中干燥状。《医门法律》认为肺已结痈，火热之毒出于口所致。

【语译】问：热邪在上焦，就使人咳嗽，因咳嗽就往往形成肺痿，肺痿病是由哪些原因促成的呢？老师说：或因发汗过多，或因时常呕吐，或因素有消渴病而小便频数，或因有习惯性的便秘，经常用泻药通便。不论其原因如何，总是在因热而咳的基础上，再过度损耗津液而造成的。

问：有病人寸口脉数，咳嗽。脉数是热，应该干咳无痰，而病人口中反有稠痰或稀痰，这是什么病呢？老师说：这就是肺痿病。如果病人觉得特别口燥，咳嗽时胸中隐隐作痛，脉搏反滑数有力，这就是肺痈。肺痈的特征是咳嗽就吐脓血。

在脉诊上，脉数而虚的是肺痿，脉数而实的是肺痈。

【心得】本节论述肺痿的成因及肺痿与肺痈的主症、鉴别诊断。全文可分为 3 段来理解：首段叙述肺痿的成因，第 2 段指出肺痿、肺痈的主症，第 3 段从脉象上对肺痿、肺痈进行鉴别诊断。

肺痿，并非肺萎缩，而是肺阴虚，肺缺津则生内热，治疗不一定服清燥救肺汤，可用川贝、玉竹、知母、生地黄、枇杷叶、海浮石等药物治疗。

肺痈，有壅塞不通之意。如风热壅于肺，则气阻而血不畅行，导致肺体组织病变。燥化则近于肺痿，热化类似现代医学所指的肺炎，湿化包括化脓，症状近似现代医学所指的肺脓肿。

【原文】问曰：病咳逆，脉之①何以知此为肺痈？当有脓血，吐之则死，其脉何类？师曰：寸口脉微②而数，微则为风，数则为热；微则汗出，数则恶寒。风中于卫，呼气不入；热过③于营。吸而不出。风伤皮毛，热伤血脉。风舍④于肺，其人则咳，口干喘满，咽燥不渴，多唾浊沫，时时振寒。热之所过，血为之凝滞，蓄结痈脓，吐如米粥。始萌⑤可救，脓成则死。

【词释】

①脉之：即诊脉。

②微：是对大而言，指脉浮小。

③过：作"至"字解。

④舍：作"留"字解。

⑤始萌：指病的开始阶段。

【语译】问：咳嗽气逆病人，按他的脉搏，怎样就可以知道他患的是肺痈，发展到吐脓血的死症时，他的脉象又是怎样的？老师说：肺痈病人的脉搏，寸口脉微而数。微脉表明有风邪，数脉表明有内热。脉微有自汗出的症状，脉数则有外现恶寒的症状。仅风邪中于卫分，热毒尚可以从呼气排出而不入于内。热邪到了营分，病人抵抗力已差，热毒就随呼吸深入内部而不出。风邪中于外，容易伤人皮毛，热邪郁于内，容易伤人血脉。风邪留于肺，病人就咳嗽、口干、气喘胸闷、咽喉干燥而不渴、多吐稠痰、时时寒战。热邪深入内部，肺脏的血液凝滞，蓄结成为痈脓，吐出的臭痰与米粥一样。这种病在初期发现时尚可治疗，如果脓已成，则肺体腐溃而不能治疗了。

【心得】本节指出肺痈的脉象、病因、病理和预后。肺痈的成因是风热入肺，侵及营血，由于风热熏蒸，蓄结而成为痈脓。肺痈病理机转可以分为两个阶段：先伤卫分，尚未成脓；后及血分，结为痈脓。在卫邪浅病轻，易于治疗，预后良好。及血则邪深病重，治疗比较困难，预后较差。仲景在当时的环境和条件下，对肺痈的预后有这样的归纳和认识，是难能可贵的。

【原文】上气①面浮肿，肩息②，其脉浮大，不治，又加下利尤甚。

【词释】

①上气：指气逆不降。

②肩息：气喘，两肩随呼吸而动摇。

【语译】患气上逆而喘的病人，面目浮肿，呼吸时两肩随之动摇。如果他的脉搏浮大，病不容易治疗；如果再有腹泻，就更危险了。

【心得】本节指出上气病属于不治的证候。咳嗽气喘而见面部浮肿，是阳虚气浮，肩息是肾气衰竭，不能纳气。脉象浮大无根，表明阳气外越，所以不容易治疗。如再加下利，说明阳气下脱，已造成阴阳离决的局面，当然就更危险了。

【原文】上气喘而躁者，属肺胀，欲作风水①，发汗则愈。

【词释】

①风水：指水肿病，由于风邪犯肺，肺脏不能正常的通调水道，下输膀胱，使水气泛滥于肌肤，形成风水浮肿之证。

【语译】气上逆喘满而兼有烦躁现象的，这是肺气不能运布而胀满的病变，属肺胀病范围。这种病会形成风水浮肿之证，用汗法可以治好。

【心得】本节指出肺胀的主症、发展趋势和治法。肺胀如未形成水肿，用汗法可愈，处方可用麻黄加术汤、小青龙汤等。如已见浮肿，用药应兼顾心肾。中南银行黄某，因坐飞机冒重风寒致肺胀哮喘，面目俱肿不能平卧，病情甚急，本人处方用加减麻黄细辛汤合葶苈大枣汤，两剂而愈。

【原文】肺痿吐涎沫而不咳者，其人不渴，必遗尿①，小便数，所以然者，以上虚不能制下故也。此为肺中冷，必眩，多涎唾，甘草干姜汤以温之。若服汤已渴者，属消渴。

【词释】

①遗尿：睡梦中小便自出，称为遗尿。这里应作小便不能自禁解。

【语译】肺痿病人吐稀痰而不咳嗽，口不渴，一定有遗尿或小便频数的症状。出现这种症状的原因，是上焦虚寒，不能制约下焦的缘故。这种病是肺脏虚寒，病人一定头目眩晕，痰多，应用甘草干姜汤，以温暖肺脏。如服药后反而渴，这就是肺寒已解，当于消渴中求其治法。

甘草干姜汤方：

甘草（炙）120g，干姜（炮）60g。

上㕮咀，以水 3L，煮取 1.5L，去滓，分温再服。

【心得】本节指出虚寒性肺痿的治法。仲景以甘草干姜汤来温化肺部虚寒，是对症治疗。但肺痿一般无遗尿和小便数的证候，如病情转向饮一溲一的情况，应疑有消渴证。凡慢性病到最后阶段，都有错综复杂的病候出现，医生应仔细辨证。

【原文】咳而上气，喉中水鸡①声，射干麻黄汤主之。

【词释】

①水鸡：就是田鸡，学名蛙。

【语译】咳嗽而气上逆，冲激痰涎而发出像青蛙叫一样的声音，应用射干麻黄汤主治。

射干麻黄汤方：

射干（一法 90g）13 枚，麻黄 120g，生姜 120g，细辛 90g，紫菀 90g，款冬花 90g，五味子 0.5L，大枣 7 枚，半夏（大者洗）8 枚（一法 0.5L）。

上几味，以水 12L，先煮麻黄两沸，去上沫，内诸药，煮取 3L，分温三服。

【心得】本节指出寒饮咳喘的证治。由寒邪夹痰饮，也有气喘症状，与肺痈、肺痿及其他上气咳嗽而喘的症状不同。仲景处方射干麻黄汤，以射干散胸中热气兼破血瘀，麻黄、生姜、细辛散表郁，紫菀、款冬、五味收敛肺气，半夏祛痰，大枣补中，起一开一阖的作用，以根除寒邪致咳之源。

【原文】咳逆上气，时时吐浊①，但坐不得眠，皂荚丸主之。

【词释】

①吐浊：指吐出稠黏的浊痰。

【语译】咳嗽而气上逆，时时吐出稠痰，病人只能坐而不能睡下，应用皂荚丸主治。

皂荚丸方：

皂荚（刮去皮，用酥炙）250g。

上一味，末之，蜜丸如梧子大，以枣膏和汤服三丸，日三夜一服。

【心得】本节指出痰浊壅塞而形成的气喘治则。凡咳逆上气的病人，只有直坐，不能平卧。仲景处方皂荚丸，为极有价值的疗效很高的名方。

【原文】咳而脉浮者，厚朴麻黄汤主之。

【语译】有咳嗽症状而脉浮的，应用厚朴麻黄汤主治。

厚朴麻黄汤方：

厚朴 150g，麻黄 120g，石膏如鸡子大，杏仁 0.5L，半夏 0.5L，干姜 60g，细辛 60g，小麦 1L，五味子 0.5L。

上五味，以水 12L，先煮小麦熟，去滓，内诸药，煮取 3L，温服 1L，日三服。

【心得】本节指出水饮上迫的证治。条文写得很简略，只提"咳而脉浮"，说明寒饮迫肺，上逆咳喘。治则以散风寒，除饮邪为主。仲景处方厚朴麻黄汤，是散邪除饮的有效方剂。

【原文】咳而脉沉者，泽漆汤主之。

【语译】有咳嗽症状而脉沉的，应用泽漆汤主治。

泽漆汤方：

半夏 0.5L，紫参（一作紫菀）150g，泽漆（以东流水 50L，煮取15L）1500g，生姜 150g，白前 150g，甘草 90g，黄芩 90g，人参 90g，桂枝 90g。

上九味，㕮咀，内泽漆汁中，煮取 5L，温服 0.5L，至夜尽。

【心得】本节指出水饮内停的证治。条文也简略，只指出"咳而脉沉"，说明水饮内停，喘咳身肿。治则应取因势利导的方法，用泽漆汤主治。泽漆是逐水要药，泽漆汤是当时治疗水肿兼气喘的有名方剂。本人认为，本证用加减麻杏石甘汤合银翘散，以解表清里，佐五苓皮、琥珀、蒲黄散结利水，疗效也不错。

【原文】大逆①上气，咽喉不利，止逆下气，麦门冬汤主之。

【词释】

①大逆：《医宗金鉴》改作"火逆"，今从之。

【语译】火逆上气，咽喉干燥不利，应用清热止逆下气的麦门冬汤主治。

麦门冬汤方：

麦门冬 7L，半夏 1L，人参 90g，甘草 60g，粳米 0.3L，大枣 12 枚。

上六味，以水 12L，煮取 6L，温服 1L，日三夜一服。

【心得】本节论述虚火喘逆的证治。由于重伤津液，阴虚化燥而气逆，咽喉疼痛。仲景处方麦门冬汤，补益生津，通利咽喉，药物配伍，奇妙妥善。本方并对肺痿呛咳、阴虚喉痹等证俱适用。只是处方中人参价高，可改用太子参或沙参，疗效一样。

【原文】肺痈，喘不得卧，葶苈大枣泻肺汤主之。

【语译】肺痈病，气喘不得睡卧，应用葶苈大枣泻肺汤主治。

葶苈大枣泻肺汤方：

葶苈（熬令黄色，捣丸如弹子大），大枣 12 枚。

上先以水 3L，煮枣取 2L，去枣，内葶苈，煮取 1L，顿服。

【心得】本节论述肺痈实证的治则。仲景处方葶苈大枣泻肺汤，葶苈苦寒，破坚逐邪，且能通利水道而不伤气伤津，大枣为甘淡之助，本方有驱逐邪水脓血的作用。如能再加清宣之桔梗，消炎之败酱、青黛、琥珀及通肺经之麻绒，可治现代医学所指的化脓性胸膜炎等疾病。

【原文】咳而胸满，振寒脉数，咽干不渴，时出浊唾腥臭^①，久久吐脓如米粥者，为肺痈，桔梗汤主之。

【词释】

①浊唾腥臭：吐出的脓痰有腥臭气味。

【语译】病人咳嗽而胸部胀满，寒战发热脉数，咽干燥而口不渴，时时吐出有腥臭气味的脓痰，进一步吐出的脓痰似稠米粥样，这是肺痈已腐溃成脓，应用桔梗汤主治。

桔梗汤方：

桔梗 30g，甘草 60g。

上二味，以水 3L，煮取 1L，分温再服，则吐脓血也。

【心得】本节论述肺痈成脓的证治。此病危急，用桔梗汤疗效不显。本人临床治验，宜用葶苈大枣泻肺汤，佐以青黛、大青叶、板蓝根、牛黄、琥珀以解毒排液而利脾气。肺痈未成脓可用，肺痈已成脓更宜急用。

【原文】咳而上气，此为肺胀。其人喘，目如脱状^①，脉浮大者，越婢加半夏汤主之。

【词释】

①目如脱状：两眼球外鼓如脱出之状，形容病人咳喘非常厉害。

【语译】病人咳嗽气上逆，这是肺胀病。如果病人咳喘非常厉害，两眼球外鼓，像要脱出似的，脉搏又浮大有力。应用越婢加半夏汤主治。

越婢加半夏汤方：

麻黄180g，石膏250g，生姜90g，大枣15枚，甘草60g，半夏0.5L。

上六味，以水6L，先煮麻黄，去上沫，内诸药，煮取3L，分温三服。

【心得】本节论述气积肺胀的治疗。咳嗽气喘到严重阶段，有两眼突出如脱的症状。仲景处方越婢加半夏汤方，以麻黄、生姜攻外邪，石膏清内热，大枣、甘草补中益气，半夏开气积闭塞，共收肃清痰涎，疏利肺壅之效。本方是现在仍然应用的有效方剂。

【原文】肺胀，咳而上气，烦躁而喘，脉浮者，心下有水^①，小青龙加石膏汤主之。

【词释】

①心下有水：心下指胃；心下有水，即胃有水饮。

【语译】肺胀病咳嗽气上逆，烦躁喘促，脉搏现浮象，这是表邪外郁而心下有水气的缘故。应用小青龙加石膏汤主治。

小青龙加石膏汤方：《千金》证治同，外更加胁下痛引缺盆。

麻黄 90g，芍药 90g，桂枝 90g，细辛 90g，甘草 90g，干姜 90g，五味子 250g，半夏 250g，石膏 60g。

上九味，以水 10L，先煮麻黄，去上沫，内诸药，煮取 3L。强人服 1L，羸者减之，日三服。小儿服 0.4L。

【心得】本节论述水气重于热的肺胀治法。本证水在心下，当用温法。仲景处方小青龙加石膏汤，麻黄、桂枝、干姜辛辣以开表温里，石膏节制姜桂之温，温散其寒。本方寒药少而温药多，共奏水积肺热俱解之功。本方入药精细入微，后世学者应师其法。

附方：

外台炙甘草汤：治肺痿涎唾多，心中温温液液者。方见虚劳中。

千金甘草汤：

甘草。

上一味，以水 3L，煮减半，分温三服。

千金生姜甘草汤：治肺痿咳唾涎沫不止，咽燥而渴。

生姜 150g，人参 90g，甘草 120g，大枣 15 枚。

上四味，以水 7L，煮取 3L，分温三服。

千金桂枝去芍药加皂荚汤：治肺痿吐涎沫。

桂枝 90g，生姜 90g，甘草 60g，大枣 10 枚，皂荚（去皮子，炙焦）1 枚。

上五味，以水 7L，微微火煮，取 3L，分温三服。

外台桔梗白散：治咳而胸满，振寒脉数，咽干不渴，时出浊唾腥臭，久久吐脓如米粥者，为肺痈。

桔梗 0.9g，贝母 0.9g，巴豆（去皮，熬，研如脂）0.3g。

上三味，为散，强人饮服半钱匕，羸者减之。病在膈上者吐脓，在膈下者泻出，若下多不止，饮冷水一杯则定。

千金苇茎汤：治咳有微热，烦满，胸中甲错，是为肺痈。

苇茎 2L，薏苡仁 0.5L，桃仁 50 枚，瓜瓣 0.5L。

上四味，以水 10L，先煮苇茎，得 5L，去渣，内诸药，煮取 2L，服 1L，再服，当吐如脓。

【原文】肺痈胸满胀，一身面目浮肿，鼻塞清涕出，不闻香臭酸辛，咳逆上气，喘鸣迫塞，葶苈大枣泻肺汤主之。

【语译】肺痈病，胸部胀满，周身面目都浮肿，鼻塞流清涕，闻不出香、臭、酸、辛等气味，咳嗽气上逆，喘促痰鸣，胸部感到迫塞，应用葶苈大枣泻肺汤主治。

方见上，三日一剂，可至三四剂，此先服小青龙汤一剂乃进。小青龙方见咳嗽门中。

【心得】本节详述肺痈应用葶苈大枣泻肺汤的临床症状。应移于第十条之后，不应在附方内。

【结语】本章提出肺痿、肺痈、肺胀等病的脉因症治。

"肺虚成痿""肺实成痈""肺气喘急咳嗽上气而称肺胀"。症状有属寒、属热、属虚、属实之分，病因有因痰、因气、因水、因火、因饮、因脓的不同，症状也随之各异。所以，在临床上不能执一而治，应当详慎的探求病机。

　　在治疗方面，由于肺痿多属虚，故宜于补，或清或温，要根据病情灵活施用。肺痈多属实，故宜于泻。如脓未成，以泻肺为主；如脓已成，以排出脓血为主。肺胀病情复杂，因而运用的方剂较为繁多。总之，在治法上要深刻体会仲景辨证论治的用药规程，在临床上自能应变无穷。

第八篇 | 奔豚气病脉证治

【原文】师曰：病有奔豚①，有吐脓，有惊怖，有火邪②，此四部③病，皆从惊发得之。

【词释】

①奔豚：一种发作性的气上冲的病，因其症状如江豚之奔突，故名奔豚。

②火邪：古代用火熏疗法或火针治疗来发汗，汗发得过多，损伤了津液的，或病人发烧，因火熏疗法而病更为严重的，叫做火邪。

③四部：即四种。

【语译】老师说：疾病中有气往上冲的奔豚，有吐脓，有惊怖，有用火熏法而发汗过多的火邪，这4种病都是因为惊恐，使精神受到刺激而发生的。

【心得】本节提出奔豚、吐脓、惊怖、火邪4种病，并说明这4种病都是因惊而发的。不过吐脓、火邪两种病单纯说是因惊而发，证据有点不足。

【原文】师曰：奔豚病，从少腹起，上冲咽喉，发作欲死，复还止，皆从惊恐得之。

【语译】老师说：奔豚病发作的时候，病人自觉气从少腹部而上冲到咽喉，非常剧烈，痛苦得像要死去一样，但一阵发作过去了，又渐渐的好转，复原后又和平常人一样。这种病是由于惊恐，使精神受到刺激引起的。

【心得】本节指出奔豚病的成因。奔豚病由于惊怖，精神受刺激而起，"肾伤于恐""奔豚为肾气"。《素问·玉机真脏论》说："惊则心无所依，神无所归，故气乱矣。"这说明奔豚病因很早就已被认识。

【原文】奔豚气上冲胸，腹痛，往来寒热^①，奔豚汤主之。

【词释】

①往来寒热：指寒热交替，与恶寒发热的寒热并作不同。

【语译】奔豚病发作的时候，其气上逆，直冲到胸部，同时发生腹痛，并有寒热往来的症状，应用奔豚汤主治。

奔豚汤方：

甘草60g，川芎60g，当归60g，半夏120g，黄芩60g，生葛150g，芍药60g，生姜120g，甘李根白皮1L。

上九味，以水20L，煮取5L，温服1L，日三服，夜一服。

【心得】本节指出奔豚气病的主要症状和治法。仲景处方奔豚汤，以生葛、生姜、半夏、甘草清热降逆，缓散邪气，当归、川芎、芍药和血调肝，共起清热降气、散邪理气血的作用。

【原文】发汗后，烧针^①令其汗，针处被寒，核起而赤者^②，必发贲^③豚，气从少腹上至心，灸其核上各一壮^④，与桂枝加桂汤主之。

【词释】

①烧针：针灸治疗中的一种方法。应用时，先将毫针刺入患者应刺的穴位，再用艾绒裹在针柄上，以火点燃，依靠针体传热的作用以治疗疾病。

②针处被寒，核起而赤者：指进针处为寒邪所袭，发生如核状的红肿硬结。

③贲：同"奔"。

④一壮：针灸学术语。灸法中每烧一个艾炷，称为一壮。

【译语】热性病，用了发汗的方剂后未愈，再用温针法，又使汗出。

烧针时，肌肤外露，针处容易受凉，针处发现红肿，身体又有寒的感觉，这一定会发奔豚。气从小腹上冲到心窝部，处理方法，外用灸法灸其核上一壮，内服桂枝加桂汤。

桂枝加桂汤方：

桂枝 150g，芍药 90g，甘草（炙）60g，生姜 90g，大枣 12 枚。

上五味，以水 7L，微火煮取 3L，去滓，温服 1L。

【心得】本节指出：发汗后复加烧针，汗出伤阳，外邪乘虚侵入，引动冲气，也会引起奔豚病。治法应外灸核上以除邪，内服桂枝加桂汤助阳降逆。

【原文】发汗后，脐下①悸者，欲作贲豚，茯苓桂枝甘草大枣汤主之。

【词释】

①脐下：指脐以下小腹部。

【语译】发汗后而觉脐下悸动，这是将发奔豚病的征兆，应用茯苓桂枝甘草大枣汤主治。

茯苓桂枝甘草大枣汤方：

茯苓 250g，甘草（炙）60g，大枣 15 枚，桂枝 120g。

上四味，以甘澜水 10L，先煮茯苓，减 2L，内诸药，煮取 3L，去滓，温服 1L，日三服。（甘澜水法：取水 20L，置大盆内，以杓扬之，水上有珠子五六千颗相逐，取用之。）

【心得】本节指出凡心气不足的病人，热病在表，误用发汗方剂，出现少腹跳动的症状，是将发奔豚病的先兆。仲景处方茯苓桂枝甘草大枣汤，以桂枝祛肾邪、泄肾气，大枣、甘草补脾温中，茯苓行水。本方符合祛水必须培土的道理。

【结语】奔豚是一种阵发性的疾病。本篇原文虽只有五条，但已说明奔豚病的发病原因、临床症状和治疗方法。

奔豚病因，众说纷纭，但大都同意因惊而起。本人认为，奔豚之为病，与心气、肝气、肾气、疝气诸气有关。因心主血，与冲脉上冲，有"江汉争流"之势；肝藏魂，肝气影响大脑皮质思维活动；肾藏志，肾气影响思想意识的动态；疝气指有形积聚冲发而动之气。奔豚病是上述数种因气汇总而发的综合征。

奔豚病有三种类型：其一是七情的惊恐忧思而成的肝胃病；其二是机体本属虚寒而兼水湿，复经误汗而形成的气虚湿滞积聚病；其三是由于肝胃之病奔豚上冲而诱发的吐脓血者。

奔豚病的治疗，要以寒热虚实表里阴阳通情达变为治疗要点。

第九篇

胸痹心痛短气病脉证治

【原文】师曰：夫脉当取太过不及^①。阳微阴弦^②，即胸痹而痛。所以然者，责其极虚也。今阳虚知在上焦，所以胸痹、心痛者，以其阴弦故也。

【词释】

①太过不及：脉盛的为太过，脉弱的为不及。前者主邪盛，后者主正虚。

②阳微阴弦：阳指上部脉，阴指下部脉。上部脉微，是阳虚于上为不及；下部脉弦，是阴盛于下为太过。

【语译】老师说：诊脉者当细心分析太过和不及的脉象。如病人上部脉微弱，下部脉弦实，就可知道病人是胸痹而痛。所以这样说，是因为见到上部的脉微，可以断定上焦的阳气极虚。现在知道阳虚在上焦，所以病人有胸痹、心痛的症状，是因为阴盛于下的缘故。

【心得】本节从脉象上说明胸痹心痛的成因，是由于阳虚阴盛所致。

【原文】平人无寒热，短气不足以息者，实也。

【语译】平素无慢性疾病的人，又没有感冒，发热恶寒的症状，而突然感到气短，呼吸不畅，这是胸胃有痰饮阻滞的实证。

【心得】本节指出，平人短气是痰饮食积的实证，并不是阳虚于上，阴寒上逆的胸痹证。

【原文】胸痹之病，喘息咳唾，胸背痛，短气，寸口脉沉而迟，关上小紧数，瓜蒌薤白白酒汤主之。

【语译】胸痹病有呼吸喘促，咳嗽吐痰，胸背相互牵引作痛，感觉气短的症状。寸部的脉搏沉而迟，关部微见紧数，应用瓜蒌薤白白酒汤主治。

瓜蒌薤白白酒汤方：

瓜蒌实（捣）1 枚，薤白 0.5L，白酒^①7L。

上三味，同煮，取 2L，分温再服。

【附方词释】

①白酒：初熟的米酒，因色乳白，故称白酒。

【心得】本节指出胸痹脉证和治法。胸痹因寒凝气滞，蔽塞日盛而成痹。故治则宜宣达理气。仲景处方瓜蒌薤白白酒汤，以瓜蒌开胸中痰结，薤白辛温通阳、豁痰下气，白酒轻扬以行药势。此方是至今仍常用的有效方剂。

【原文】胸痹不得卧^①，心痛彻背^②者，瓜蒌薤白半夏汤主之。

【词释】

①不得卧：指不能平卧。

②心痛彻背：心部疼痛牵连到背部。

【语译】胸痹病人呼吸迫促，不能平卧，心部疼痛牵连到背部的，应用瓜蒌薤白半夏汤主治。

瓜蒌薤白半夏汤方：

瓜蒌实（捣）1 枚，薤白 90g，半夏 0.5L，白酒 10L。

上四味，同煮，取 4L，温服 1L，日三服。

【心得】本节指出痰涎壅塞的胸痹证治。本证由于饮邪壅盛，故于瓜蒌薤白白酒汤中加入半夏，以逐饮降逆。

【原文】胸痹心中痞气，气结在胸，胸满，胁下逆抢心^①，枳实薤白桂枝汤主之，人参汤亦主之。

【词释】

①胁下逆抢心：胁下气逆冲胸。

【语译】胸痹病人感到心中痞塞，胸部满闷气阻，而且两胁及上腹部相逆不舒，胁下气逆冲胸。应用枳实薤白桂枝汤主治。如果阳气极虚，应用人参汤主治。

枳实薤白桂枝汤方：

枳实 4 枚，厚朴 120g，薤白 250g，桂枝 30g，瓜蒌实（捣）1 枚。

上五味，以水 5L，先煮枳实、厚朴，取 2L，去滓，内诸药，煮数沸，分温三服。

人参汤方；

人参 90g，甘草 90g，干姜 90g，白术 90g。

上四味，以水 8L，煮取 3L，温服 1L，日三服。

【心得】本节指出胸痹属于虚寒的证治。仲景处方为枳实薤白桂枝汤和人参汤，开同病异治之例。

【原文】胸痹，胸中气塞，短气，茯苓杏仁甘草汤主之，橘枳姜汤亦主之。

【语译】胸痹病人感觉胸中痞塞不通或短气的，应用茯苓杏仁甘草汤主治。如偏重于气塞的，应用橘枳姜汤主治。

茯苓杏仁甘草汤方：

茯苓 90g，杏仁 50 个，甘草 30g。

上三味，以水 10L，煮取 5L，温服 1L，日三服。不差，更服。

橘枳姜汤方：

巴蜀名医遗珍系列丛书

橘皮 500g，枳实 90g，生姜 250g。

上三味，以水 5L，煮取 2L，分温再服。

《肘后》《千金》说："治胸痹，胸中愊愊如满，噎塞习习如痒，喉中涩燥，唾沫。"

【心得】本节指出胸痹轻症的治法。如为饮停于胃，在症状上偏重于心下痞塞，有胀满之感的，可用橘枳姜汤和胃化饮。如为饮停胸膈，在症状上偏重于呼吸迫促的，可用茯苓杏仁甘草汤宣肺化饮。

【原文】胸痹缓急者，薏苡附子散主之。

【语译】胸痹病，其疼痛有时轻缓，有时迫急，应用薏苡附子散主治。

薏苡附子散方：

薏苡仁 450g，大附子（炮）10 枚。

上二味，杵为散，服方寸匕，日三服。

【心得】本节指出胸痹急证的治法。对文中"缓急"二字，应着眼于急字。仲景处方为薏苡附子汤，以薏苡仁缓解筋脉拘挛，除湿下气，附子散寒开痹，二者合用，共收助阳化湿、缓解疼痛之效。因为痛势急迫，故用散剂，取其药力厚而收效速。

【原文】心中痞①，诸逆②心悬痛③，桂枝生姜枳实汤主之。

【词释】

①心中痞：心窝间感觉痞结。

②诸逆：指停留在胃中的水饮或寒邪向上冲逆。

③心悬痛：心窝部分像钟挂起来摇那样痛。

【语译】病人心窝间感觉痞结，胃中的水饮或寒邪向上冲逆，心窝部分像钟挂起来摇那样痛。应用桂枝生姜枳实汤主治。

桂枝生姜枳实汤方：

桂枝 90g，生姜 90g，枳实 5 枚。

上三味，以水 6L，煮取 3L，分温三服。

【心得】本节指出心痛轻症的证治。古人所指心窝部，多指胸骨下面的一些部分。仲景处方为桂枝生姜枳实汤方，重点在治胃，使健胃降逆逐痰而去邪止痛。

【原文】心痛彻背，背痛彻心，乌头赤石脂丸主之。

【语译】心痛牵引到背部，背部痛，又牵引到心部，疼痛得很剧烈，应用乌头赤石脂丸主治。

乌头赤石脂丸方：

蜀椒（一法 0.6g）30g，乌头（炮）0.3g，附子（炮）（一法 0.3g）15g，干姜（一法 0.3g）30g，赤石脂（一法 0.6g）30g。

上五味，末之，蜜丸如桐子大，先食服 1 丸，日三服。不知，稍加服。

【心得】本节指出阴寒固结心痛的治法。由于本证是阴寒极盛所致，仲景处方乌头赤石脂丸方，以乌头、附子、干姜、蜀椒大温之品，峻逐阴邪，以赤石脂之涩，不使药过而不留，保持药之长效。

附方：

九痛丸：治九种心痛①。

附子（炮）90g，生狼牙（炙香）30g，巴豆（去皮心，熬，研如指）30g，人参 30g，干姜 30g，吴茱萸 30g。

上六味，末之，炼蜜丸如桐子大，酒下。强人初服三丸，日三服；弱者二丸。兼治卒中恶②，腹胀痛，口不能言；又治连年积冷，流注心胸痛③，并冷冲上气，落马坠车血疾等，皆主之。忌口如常法。

【附方词释】

①九种心痛：据《千金》载，九种心痛是虫心痛、注心痛、风心痛、悸心痛、食心痛、饮心痛、冷心痛、热心痛和去来心痛。

②卒中恶：感受秽恶邪气，突然发作的一种暴病。

③流注心胸痛：心痛病的一种，特征是疼痛部位有时集中在这里，有时集中在那里。

【结语】 本篇主要叙述胸痹、心痛两类证候。疼痛在心窝部以上的，称为胸痹；疼痛在心窝部，包括胃部，称为心痛。二者的病因都是由于中气虚弱，使阳气阻塞，寒邪痰饮凝结阻滞而成。

治则上，因痹症是痞塞不通，不通则痛，故应以通阳散寒、理气和胃为主。本人曾治一例胸痹，病人胸部疼痛历七年之久，西医检查血沉正常，经过京、津、沪、汉等地大医院治疗无效，本人用通窍活血汤，加蜈蚣、全蝎、汉防己，一月治愈。仲景所引的乌头赤石脂丸方，其中乌头、附子两药同用，后世医家多畏惧不用。独我院已故戴云波老中医以两药并用，治疗严重寒湿，疗效显著，但乌头、附子须先熬二小时。本人师其法，以乌头赤石脂丸方，加虫类药物，治疗硬皮病、象皮腿等疾病，有显著疗效。

第十篇 | 腹满寒疝宿食病脉证治

【原文】趺阳脉微弦，法当腹满，不满者必便难，两胠^①疼痛，此虚寒从下上也，当与温药服之。

【词释】

①胠：音区，指胁上。

【语译】趺阳为脾胃之脉，如见微而且弦，应有腹部胀满的症状。如果腹部不胀满，那就一定是大便困难，两胁有疼痛感觉，这是虚寒从下犯上的缘故，应用温药治疗。

【心得】本节论述虚寒性腹满的脉因证治。本证脉微弦，凡脉气极弱，在若有若无之间，称为微，触手如弓弦具有弹性，称为弦。微属气虚，弦属肾虚肝寒而寒动于中。本证治则宜疏泄温化，如腹满兼寒疾者，主加减大黄附子细辛汤，大黄量宜微，2g 足够。如腹满脉弦无宿食，宜附子粳米汤。

【原文】病者腹满，按之不痛为虚，痛者为实，可下之。舌黄未下者，下之黄自去。

【语译】病人腹部胀满，没有压痛的是虚证，有压痛的是实证，实证可用下法治疗。如果病人舌苔黄，又没有服过下药，可用下药导其热邪下行，黄苔自然退去。

【心得】本节指出腹满虚实的辨证方法。本节从腹诊和舌诊两个方面辨别腹满的虚证和实证。虚证腹诊：按之不痛；舌诊：舌苔白滑。治则宜温。实证腹诊：按之痛甚；舌诊：舌干黄焦利。治则宜攻。

【原文】腹满时减，复如故，此为寒，当与温药。

【语译】腹部胀满，有时减轻些，但过一会儿又仍旧胀起来，这是因寒而胀的，当用温热药。

【心得】本节指出阴虚腹满的治法。病人腹部胀满有时自觉转松，但不久又胀，这多半属寒，但应辨明虚实，按之不痛为虚，虚寒宜温。按之痛者为实，实则当下。

【原文】病者痿黄①，躁而不渴，胸中寒实，而利不止者死。

【词释】

①痿黄：指面色枯黄，黯淡无神。

【语译】病人面色枯黄，黯淡无神，口虽干燥而不渴。这是寒实结于胸膈的缘故，如再兼下利不止，就是死证了。

【心得】本节指出寒实内结、脏气下脱的危候。不渴是辨证的关键，因为只有躁而不渴，才能说明为寒实之证。如果躁而口渴，则此种躁多由热邪引起。本证表现为真虚假实，治则如用攻法，则虚者越虚；如用补法，则满者越满。且胃气为养生之本，胃气下脱，多成不治的危候。

【原文】寸口脉弦者，即胁下拘急而痛，其人啬啬①恶寒也。

【词释】

①啬啬：指毛孔收缩，形容病人怕冷状态。

【语译】在寸口见弦脉（弦脉主寒、主痛、主肝病），病人一定有两胁拘急而痛，毛孔收缩，非常怕冷的症状。

【心得】本节指出表里皆寒的症状。寸口主表，弦脉主寒主痛，寒邪在表，所以啬啬恶寒，寒邪入里，故胁下拘急而痛。

【原文】夫中寒家①，喜欠。其人清涕出，发热色和者，善嚏。

【词释】

①中寒家：中，读平声。中寒家，指禀赋虚寒，中气不足之人。

【语译】禀赋虚寒、中气不足的人，常常喜欢打呵欠。如果病人流清鼻涕，发热，但面色和平常人一样，这就是新受外感，症状为很容易打喷嚏。

【心得】本节指出中气虚寒的人易得感冒。如病人流鼻涕，发热，面色如平常人，易打喷嚏，说明只是轻度外感。

【原文】中寒①其人下利，以里虚也，欲嚏不能，此人肚中寒。

【词释】

①中寒：中，此处读去声。中寒，感受寒邪。

【语译】体质虚寒的人，受寒邪以后，大便泄泻，是由于里阳太虚了。想打喷嚏又打不出，这是属于寒在腹中的主要症状。

【心得】本节指出中气虚的人，中寒以后，寒邪内犯太阴，里虚泄泻，更伤阳气。本证治则宜通阳开肺窍。可用党参、五味、干姜、薤白、半夏、橘皮等药物，如病人打喷嚏，说明肺窍已开，可告痊愈。

【原文】夫瘦人，绕脐痛，必有风冷，谷气不行①，反而下之，其气必冲。不冲者，心下则痞。

【词释】

①谷气不行：饮食不能消化。

【语译】凡瘦人绕脐部位疼痛的，必定是受了风寒，因而饮食不能消化，谷气停滞不行。如果误用下法，正气比较强的，则格拒药力而气上冲。正气比较弱的，则气不上冲，却聚而成为心下痞。

【心得】本节指出里寒证误下后所引起的变证。瘦人体弱，易罹感冒，其腹痛绕脐，多因风冷而入。本人临床所见，凡绕脐痛多伤虫积。治则宜温通而导积滞。若妄用苦寒下剂，则益其虚，使虚气上逆，形成气冲痞满。

【原文】病腹满，发热十日，脉浮而数，饮食如故，厚朴七物汤主之。

【语译】病人腹部胀满，发热已到十天，脉浮兼数，饮食如常的，应用厚朴七物汤主治。

厚朴七物汤方：

厚朴 250g，甘草 90g，大黄 90g，大枣 10 枚，枳实 5 枚，桂枝 60g，生姜 150g。

上七味，以水 10L，煮取 4L，温服 0.8L，日三服。呕者加半夏 0.5L，下利去大黄，寒多者加生姜至 250g。

【心得】本节指出腹满表证未罢兼见里实的证治。仲景处方厚朴七物汤，以桂枝、甘草、生姜、大枣调和营卫而解表邪，厚朴、枳实、大黄消积解里。此方是仲景时代表里双解的方剂。但今天医学已向前发展，厚朴七物汤疗效不显，故学者只可师其意，治疗时须采用后世有效方剂，随证施治。

【原文】腹中寒气，雷鸣①切痛②，胸胁逆满，呕吐，附子粳米汤主之。

【词释】

①雷鸣：即肠鸣。

②切痛：象用刀切那样痛，形容痛的程度。

【语译】病人腹内有寒气，有肠鸣，肚子像用刀切那样痛，并有逆气上攻，胸胁胀满，呕吐等症状，应用附子粳米汤主治。

附子粳米汤方：

附子（炮）1 枚，半夏 0.5L，粳米 0.5L，甘草 30g，大枣 10 枚。

上五味，以水 8L，煮米熟汤成，去渣，温服 1L，日三服。

【心得】本节指出胃肠虚寒腹痛的证治。仲景处方附子粳米汤，以附子温脾肾之阳而散寒，半夏降逆化湿，甘草、大枣、粳米和胃缓急止痛，是对证治疗的有效方剂。

【原文】痛而闭①者，厚朴三物汤主之。

【词释】

①闭：指大便不通。

【语译】病人腹痛而大便闭结不通的，病属实热，应用厚朴三物汤主治。

厚朴三物汤方：

厚朴 240g，大黄 120g，枳实 5 枚。

上三味，以水 12L，先煮二味，取 5L，内大黄，煮取 3L，温服 1L，以利为度。

【心得】本节指出内实气滞腹痛的证治。仲景处方厚朴三物汤，药物配伍与小承气汤基本相同。但小承气汤以去里积为主，本方专以行气为主。关键在于一重大黄，一重厚朴，含义不同，值得深入体会。

【原文】按之心下满痛者，此为实也，当下之，宜大柴胡汤。

【语译】以手按心下胸脘部分，病人觉胀满而疼痛的，此属实证，应用下法，用大柴胡汤主治。

大柴胡汤方：

柴胡 250g，黄芩 90g，芍药 90g，半夏（洗）0.5L，枳实（炙）4 枚，大黄 120g，大枣 12 枚，生姜 150g。

上八味，以水 12L，煮取 6L，去滓，再煎，温服 1L，日三服。

【心得】本节指出胸阳痹积腹满证治。仲景处方大柴胡汤，以柴胡逐心腹肠胃间积和食积，半夏逐心下坚，芍药行气镇痛，枳实、大黄泄满破积聚，黄芩清胃热，姜、枣和营养脾。本方是对证治疗的有效方剂。

【原文】腹满不减，减不足言，当须下之，宜大承气汤。

【语译】病人腹部胀满得很厉害，没有减轻的时候，就是减轻一点，也感觉不出来，这是大实证，应用下法，大承气汤主治。

大承气汤方：

大黄（酒洗）120g，厚朴（去皮，炙）250g，枳实（炙）5 枚，芒硝 0.3L

上四味，以水 10L，先煮二物，取 5L，去滓，内大黄，煮取 2L，内芒硝，更上火微一二沸，分温再服，得下，余勿服。

【心得】本节指出腹满里实急证。治则宜攻下。仲景处方大承气汤。用大承气汤必须有腹痛胀满拒按等症状，而无脉浮、发热、恶寒、头痛、项强等表证。由于大承气汤以厚朴、枳实泄满，芒硝、大黄涤荡，为剧烈峻下之剂，必体强脉实者，方能用之。

【原文】心胸中大寒痛，呕不能饮食，腹中寒，上冲皮起，出见有头足^①，上下痛而不可触近，大建中汤主之。

【词释】

①上冲皮起，出见有头足：是形容腹中寒气攻冲，皮肤突起如头足样的块状物。

【语译】病人心胸部寒邪很重，发生剧烈疼痛，呕吐不能进饮食。腹中寒气攻冲，将腹壁向上冲起，突起如头足样的块状物。在腹壁内往来鼓动，上下走痛而无定处，痛处不能接触。应用大处中汤主治。

大建中汤方：

蜀椒（炒去汗）0.2L，干姜120g，人参60g。

上三味，以水4L，煮取2L，去津，内胶饴1L，微火煎取1.5L，分温再服；如一炊顷，可饮粥2L，后更服。

【心得】本节论述脾阳虚寒腹痛的证治。本证由于脾阳衰微，中焦寒盛，故疼痛呕吐，不能饮食。由于寒气攻冲，故腹部时见突起有头足样的块状物，上下攻冲作痛。由于病势向外，故疼痛不可触近。仲景处方大建中汤，以蜀椒、干姜温中散寒，人参、饴糖温补脾胃。本方对于因疝瘕或蛔虫引起的寒性腹痛，或大便不通属于寒结者，均有较好疗效。

【原文】胁下偏痛，发热，其脉紧弦，此寒也，以温药下之，宜大黄附子汤。

【语译】偏在胁肋处疼痛发热，脉象紧而且弦，是寒邪凝聚在少阳的部位，应用温下法治疗，用大黄附子汤主治。

大黄附子汤方：

大黄90g，附子（炮）3枚，细辛60g。

上三味，以水 5L，煮取 2L，分温三服；若强人煮取 2.5L，分温三服。服后如人行四五里，进一服。

【心得】本节指出寒实积滞腹满痛的症状和治疗。胁下偏痛脉弦紧，属寒邪积聚之候。仲景处方大黄附子汤，一温一下，佐以细辛，消除胁痛和夹滞。如属阴虚胁痛，可采取魏玉璜一贯煎；如属阳虚胁痛，可采取刘河间地黄饮子；如属肝郁胁痛，宜旋覆花汤，加瓜蒌、甘草、红花等。胁痛只是一种症状，现代医学中所指的肝胆疾病、肋间神经痛、胁肋外伤等病，都有胁痛症状，因而医生必须仔细辨证，分清标本。

【原文】寒气厥逆，赤丸主之。

【语译】寒气过盛，脾胃被其所伤，因而脾阳不能运达四肢，出现了四肢厥冷的症状，应用赤丸主治。

赤丸方：

茯苓 120g，半夏（洗，一方用桂）120g，乌头（炮）60g，细辛（《千金》作人参）30g。

上四味，末之，内真朱①为色，炼蜜丸如麻子大，先食酒饮下 3 丸，日再夜一服；不知，稍增之，以知为度。

【附方词释】

①真朱：即朱砂。

【心得】本节指出阴寒内聚而兼水邪上逆的证治。本证手足厥冷，阴寒之气上逆。仲景处方赤丸方。本人认为，如脉微细者，处方应投四逆汤更好。但汤剂过而不留，可治新病，难治痼疾，如脉沉弦者，可主赤丸方。

【原文】腹痛，脉弦而紧，弦则卫气不行，即恶寒，紧则不欲食，邪正相搏，即为寒疝。

寒疝绕脐痛，若发则白汗①出。手足厥冷，其脉沉紧者，大乌头煎主之。

【词释】

①白汗：指因剧痛而出的冷汗。

【语译】病人腹痛，脉象弦而紧。弦是阳虚，阳虚卫气不能运行于外，所以怕冷，紧是寒脉，寒邪内侵而胃阳被困，所以不想吃东西，寒邪与正气两相搏击，就成为寒疝。

寒疝病人脐部的周围疼痛，发作剧烈时会出冷汗，手脚厥冷，脉象沉紧，应用大乌头煎主治。

大乌头煎方：

乌头大者（熬去皮，不㕮咀）5枚。

上以水3L，煮取1L，去滓，内蜜2L，煎令水气尽，取2L，强人服0.7L，弱人服0.5L。不差，明日更服，不可一日再服。

【心得】本节指出寒疝的成因、症状和治法。寒疝发作时，有绕脐腹痛，自汗出，手足厥冷等症状。仲景处方大乌头煎，乌头大热攻积散寒；白蜜解毒，缓和疼痛，并缓解乌头猛烈毒性。本方药性峻烈，用之宜慎。

【原文】寒疝腹中痛，及胁痛里急者，当归生姜羊肉汤主之。

【语译】寒疝病人如腹中疼痛拘急，牵及两胁也痛的，应用当归生姜羊肉汤主治。

当归生姜羊肉汤方：

当归 90g，生姜 150g，羊肉 500g。

上三味，以水 8L，煮取 3L，温服 0.7L，日三服，若寒多者加生姜成 500g；痛多而呕者加陈皮 60g，白术 30g。加生姜者亦加水 5L，煮取 3.2L，服之。

【心得】本节指出寒疝兼血虚的证治。仲景处方当归生姜羊肉汤，生姜散寒，羊肉温补且能缓中，当归湿润活血，行滞止痛。本方是现在仍在应用的有效方剂，亦适用于妇人产后腹痛。

【原文】寒疝腹中痛，逆冷，手足不仁，若身疼痛，灸刺诸药不能治，抵当①乌头桂枝汤主之。

【词释】

①抵当："抵"为"祇"字之讹。当读平声。抵当作祇宜、惟有解。

【语译】寒疝病人腹内疼痛，四肢逆冷，甚至手足不仁，如果有身体疼痛，是寒胜于外的症状，针灸及一般药都不能治好，惟有乌头桂枝汤可治。

乌头桂枝汤方：

乌头。

上一味，以蜜 1000g，煎减半，去滓，以桂枝汤 0.5L 解之①，令得 1L 后，初服 0.2L；不知，即服 0.3L；又不知，复加至 0.5L。其知者，如醉状，得吐者为中病。

桂枝汤方：

桂枝（去皮）90g，芍药 90g，甘草（炙）60g，生姜 90g，大枣 12 枚。

上五味，剉，以水 7L，微火煮取 3L，去滓。

【附方词释】

①解之：解，稀解。因纯蜜煎乌头，药汁浓厚，故用桂枝汤稀解。

【心得】本节指出寒疝兼有表证的治法。本证属阴寒，仲景处方乌头桂枝汤，以乌头除腹中寒痛，桂枝伸阳散寒兼和营卫，且不用蜜以防减轻乌头药力。服后有瞑眩而吐等剧药反应。如发现病人呼吸急速，脉搏间歇，头痛，心跳加快，这是中毒现象，可速服绿豆汤或黑豆甘草汤，自能缓解。

【原文】其脉数而紧乃弦，状如弓弦，按之不移。脉数弦者，当下其寒；脉紧大而迟者，必心下坚；脉大而紧者，阳中有阴，可下之。

【语译】病人的脉数而兼紧，就是弦脉。其脉象像弓弦那样硬直，按之也没有变动。脉数兼弦，是邪盛脏寒，当用温下法以去其寒。如果脉紧大兼迟，这是寒邪结于胸膈，必然心下坚实。如果脉大兼紧，这是具有阳病的表现而实有阴寒的病变，可用温下法治疗。

【心得】本节指出寒疝可下证的脉象和治法。重点说明以脉辨证的方法。一种脉象可以出现于多种不同性质的疾病，这样，就必须结合证候和兼见脉象来分析问题。脉"状如弓弦，按之不移"，是形容数与紧相合的弦脉形态。数与大为阳脉，弦、紧、迟为阴脉。如数中带弦，或大而兼紧或兼迟，有心下坚症状，则数与大为邪盛，弦、紧、迟为内寒，这是"阳中有阴"寒实证的脉象，当用温下法治疗。

附方：

外台乌头汤：治寒疝腹中绞痛，贼风入攻五脏，拘急不得转侧，发作有时，使人阴缩，手足厥逆。（方见上）

巴蜀名医遗珍系列丛书

外台柴胡桂枝汤方：治心腹卒中痛者。

柴胡 120g，黄芩 45g，人参 45g，芍药 45g，桂枝 45g，生姜 45g，甘草 30g，半夏 0.25L，大枣 6 枚。

上九味，以水 6L，煮取 3L，温服 1L，日三服。

外台走马汤：治中恶心痛腹胀，大便不通。

巴豆（去皮心，熬）1 枚，杏仁 2 枚。

上二味，以绵缠，捶令碎，热汤 0.2L，捻取白汁，饮之，当下。老小量之。通治飞尸鬼击病。

【原文】问曰：人病有宿食，何以别之？师曰：寸口脉浮而大，按之反涩，尺中亦微而涩，故知有宿食，大承气汤主之。

【语译】问：宿食病在脉象上是怎样分辨呢？老师说：寸口脉浮取大而有力，重压之反见涩象，尺部脉也沉而兼涩，所以知道病人有宿食不化，应用大承气汤主治。

【心得】见下节。

【原文】脉数而滑者，实也，此有宿食，下之愈，宜大承气汤。

【语译】腹满痛，脉数而兼滑的为实证，这是有宿食，用下法可以治愈，以大承气汤为适宜。

【心得】见下节。

【原文】下利不欲食者，有宿食也，当下之，宜大承气汤。

【语译】大便泄泻，不愿吃东西，又不见其他虚证，这是有宿食内积，应当用下法，宜用大承气汤。

【心得】本节和以上两节，说明宿食在下，可用大承气汤的脉证。脉涩、脉数而滑都为实脉，皆可用下法。医者必须注意，使用大承气汤必须宿食在肠，而又化燥成实者。如无上述症状，不可用攻下法。

【原文】宿食在上脘①，当吐之，宜瓜蒂散。

【词释】

①上脘：胃分上脘、中脘、下脘三部；上脘是胃的上部。

【语译】不消化的食物停留在上脘，应当采用吐法，宜用瓜蒂散。

瓜蒂散方：

瓜蒂（熬黄）0.3g，赤小豆（煮）0.3g。

上二味，杵为散，以香豉0.7L煮取汁，和散一钱匕，温服之。不吐者，少加之，以快吐为度而止。亡血及虚者，不可与之。

【心得】本节指出宿食停滞上脘的治疗方法。仲景用吐法。处方瓜蒂散方。注意：吐法必须是阳证、实证，病势尚浅，正气未虚的情况下，才可使用。如有失血病史，或老弱病人及孕妇，都不宜使用此法。

【原文】脉紧如转索①无常者，有宿食也。

【词释】

①转索：形容脉象如用手搓绳，疏密不匀的样子。

【语译】脉紧好像用手搓绳，疏密不匀，这是宿食阻碍中气，脉道因而不利，所以断为宿食病。

【原文】脉紧，头痛风寒，腹中有宿食不化也。（一云：寸口脉紧。）

巴蜀名医遗珍系列丛书

【语译】脉象紧，头痛象受风寒，这是有宿食不能消化，滞气上攻的缘故。

【心得】这两节从脉象和症状对风寒和宿食进行鉴别，医者要细心体会。

【结语】腹满、寒疝、宿食三种病都有胀满和腹痛症状，所以合为一篇讨论。

腹满是腹部膨胀满闷证，呈实证、阳证者，属于阳明；呈阴证、虚证者，属于太阴。也就是实则阳明，虚则太阴的意思。寒疝是属阴寒性的腹痛证，由于阴寒气结于内，寒气搏结不散，脏腑虚弱，风冷与邪气相结而形成寒疝。宿食是由于饮食不注意引起的伤食病。

腹满治疗应先辨虚实，以不拒按为虚，拒按为实。治疗腹满的处方，有厚朴七物汤、厚朴三物汤、大柴胡汤、大承气汤、大黄附子细辛汤、附子粳米汤等。寒疝治则为温中散寒止痛，处方有大乌头煎、生姜当归羊肉汤等。本篇对宿食的治法，虽只提出吐、下两法，但已扼要地指出宿食病的治疗原则。

第十一篇　五脏风寒积聚病脉证并治

【原文】肺中风者，口燥而喘，身运①而重，冒②而肿胀。

【词释】

①身运：指身体动摇，不能自主。

②冒：昏眩神志不清。

【语译】肺受了风邪侵袭的病人，有口燥、喘息、自觉眩晕、身体动摇、不能自主、身体肿胀等症状。

【心得】本节指出肺中风的症状。古人认为"风为阳邪""善行数变"，因而在理论上就把某些动的热性的病变归属于风。

【原文】肺中寒，吐浊涕①。

【词释】

①吐浊涕：吐出像鼻涕一样混浊的痰涎。

【语译】肺脏受到风寒刺激的病人，吐出像鼻涕一样混浊的痰涎。

【心得】本节指出了肺中寒的症状。肺中寒邪，势必胸中阳气不布；胸中阳气不布，势必肺脏津液凝滞，病人吐混浊的痰涎。因病致证，顺理成章。

【原文】肺死脏①，浮之②虚，按之弱如葱叶，下无根③者，死。

【词释】

①死脏：指真脏脉。真脏脉出现，主死证、绝证。

②浮之：指轻按。

③下无根：沉取不见的意思。

【语译】肺真脏脉出现，轻按感到虚而无力，重按下去像葱管那样中空若无，沉取就不见了，这是死亡的脉象。

巴蜀名医遗珍系列丛书

【心得】本节指出了肺脏脏气绝所见到的脉象。死脏之脉，《黄帝内经》称为真脏脉，后世又称为绝脉，出现这种脉象，病人多死亡。

【原文】肝中风者，头目瞤①，两胁痛，行常伛②，令人嗜甘。

【词释】

①瞤：音闰，即眼外部掣动，俗称眼跳。

②行常伛：走路时腰不能挺直，常曲背而行。

【语译】肝受了风邪侵袭的病人，有头痛眼跳，两胁疼痛，走路弯腰曲背，喜欢吃甜东西的症状。

【心得】本节指出了肝中风的症状。肝中风是风邪袭肝致病，与肝风内动引起的中风病不同。

【原文】肝中寒者，两臂不举，舌本①燥，喜太息②，胸中痛，不得转侧，食则吐而汗出也。

【词释】

①舌本：即舌根。

②喜太息：喜欢一阵阵地大声叹气。

【语译】肝受了寒邪侵袭的病人，有两臂不能高举，舌根干燥，喜欢一阵阵地大声叹气，胸部疼痛不能转动，吃了东西就吐，经常出汗等症状。

【心得】本节指出肝中寒的症状。寒性凝滞，故凡属于收缩抑制性的病变，多以寒病名之。本节举出的两臂不举、胸中痛、不得转侧等症状，是经气收缩的现象，喜太息是气机抑郁的现象，而其发病部位，又是肝经通行之处，故为肝中寒。

【原文】肝死脏，浮之弱，按之如索不来①，或曲如蛇行②者，死。

【词释】

①如索不来：索指绳索，大的为索，小的为绳。如索不来，指脉象如绳索之悬空，轻飘游移，应手即去，不能复来。

②曲如蛇行：脉象如蛇行一样，弯弯曲曲。

【语译】肝真脏脉出现，轻按感到虚而无力，重按像悬空的绳索，轻飘游移，应手即去，不能复来，或者像蛇行那样弯弯曲曲，这是死亡的脉象。

【心得】本节指出肝脏脏气绝所见到的脉象。

【原文】肝着①，其人常欲蹈其胸上，先未苦时，但欲饮热，旋覆花汤主之。

【词释】

①肝着：肝脏气血郁滞，病邪附着于肝，故称肝着。

【语译】肝脏气血郁滞，病邪附着于肝，病人常喜欢按揉自己胸口。在没有感到疾病很痛苦的时候，很想喝较热的汤水。这病应用旋覆花汤主治。

旋覆花汤方：

旋覆花 90g，葱 14 茎，新绛少许。

上三味，以水 3L，煮取 1L，顿服之。

【心得】本节指出肝着病的症状和治疗。"着"即附着，肝着是胸部气机郁滞的病变。仲景处方旋覆花汤，以旋覆花降气，葱白疏解胸中窒塞，新绛舒络，本方是治疗肝经血着的要药。如有兼证，可随证加减：吐血者，加仙鹤草、阿胶、三七、白及；呕吐者，加竹茹、苇茎；痛胀者，加郁金、橘络、台乌、九香虫、槟榔等。

【原文】心中风者，翕翕①发热，不能起，心中饥，食即呕吐。

【词释】

①翕翕：身有微汗而热邪外越的现象。

【语译】心脏受了风邪侵袭的病人，身有微汗，热邪外越而发热，不能起床，心里感到饥饿，想吃东西，但吃了东西马上就呕吐。

【心得】本节指出心中风症状。心属火脏，风为阳邪。心之液为汗，风邪内扰，则发热而微汗出，亦即所谓"翕翕发热"。风邪耗灼津液，以致精神极度疲乏，不能起立行走。胃有风热壅塞，故心中饥而食即呕吐。

【原文】心中寒者，其人苦病心如啖①蒜状，剧者心痛彻背，背痛彻心，譬如蛊注②。其脉浮者，自吐乃愈。

【词释】

①啖：音淡，吃的意思。

②蛊注：蛊，即蛊虫。据说把许多虫放在一个器皿之内，令其自相啖食，剩下的一条虫就是蛊虫。蛊注：病名。发作时出现胸闷、腹痛等症状，就像蛊虫在里面啃食脏器样。

【语译】心脏受了寒邪侵袭的病人，感到非常苦闷，心里似痛非痛、似热非热，像吃了大蒜一样的感觉。病得厉害的则表现为心痛牵连到背部，背痛牵连到心部，就像蛊虫在里面啃食脏器样。如果病人脉现浮象，呕吐则病邪随吐而出，故能自愈。

【心得】本节指出心中寒的症状。由于寒邪外束，心火闭敛于内，致使心胸懊恼不适，有似痛非痛、辛辣如吃了大蒜的感觉。若寒邪痼结较甚，则心阳被伤，出现心痛彻背，背痛彻心，有如许多虫在啮咬。脉浮则寒邪在上，正气有祛邪外出之势，故得到呕吐之后，病情可逐渐好转。

【原文】心伤者，其人劳倦，即头面赤而下重^①，心中痛而自烦，发热，当脐跳，其脉弦，此为心脏伤所致也。

【词释】

①下重：指身体下部沉重无力。

【语译】心脏有所耗伤的人，疲劳就头面发红，身体下部沉重无力，心中痛而烦乱，发热，当脐跳动。病人脉象弦，这是心脏受耗伤的缘故。

【心得】本节指出心伤的症状。"伤"字应作损伤或虚弱解。心为阳脏，心气损伤则不耐劳作，稍有劳倦，即阳越于上，而使头面赤色，下身沉重无力。心虚失养，热动于中，故心中痛而自烦，发热。心气虚于上，而使肾气动于下，则当脐跳动。心伤，则脉寒为弦脉。

【原文】心死脏，浮之实如丸豆^①，按之益躁急^②者，死。

【词释】

①如丸豆：形容脉来如弹丸和豆子一样。

②躁急：形容脉象紊乱而急疾不柔和。

【语译】心真脏脉出现，其脉搏浮取坚实如丸豆，过分有力，重按感到脉象迅速急躁，这是死亡的脉象。

【心得】本节指出心脏脏气绝所见到的脉象，轻按实如丸豆，重按数而乱。出现这种脉象，病人多死。

【原文】邪哭①使魂魄不安者，而气少也；血气少者属于心，心气虚者，其人则畏，合目欲眠，梦远行而精神离散，魂魄妄行。阴气衰者为癫，阳气衰者为狂。

【词释】

①邪哭：无缘无故悲伤哭泣，好像是邪鬼作祟一样。

【语译】病人无缘无故悲伤哭泣，好像是邪鬼作祟一样，使魂魄不能安静的，这是血气少的缘故。心主血脉，气血虚弱是属于心的疾病，心气虚弱的人，心神不足，会常常感到恐惧，闭眼便昏昏欲睡，梦行远路而精神离散，魂魄也不能安其所舍而妄行。这种病往往发展为癫狂，其阴气虚的，则邪气乘阴而发为癫疾；其阳气虚的，则邪气乘阳而发为狂病。

【心得】本节论述病人因血气虚少而发生精神错乱的病证。血气虚少是属于心的疾病，心气虚的人会时常发生恐怖情绪，合目思睡而又不能熟睡。由于精神分散不能集中，所以又梦远行。仲景未处方，本人认为可用蠲饮六神汤，加铁落、竹沥以清邪化痰，蜈蚣、全蝎以舒筋活络，小量龙胆草醒脑镇疼有较好的疗效。

【原文】脾中风者，翕翕发热，形如醉人，腹中烦重，皮目①而短气。

【词释】

①皮目：目，《千金要方》作"肉"，故皮目指皮肉。

【语译】脾脏受风寒侵袭的病人，身有微汗，热邪外越而发热，神志模糊不清，样子像喝醉了酒的人，腹中烦闷而有重感，皮肉瞤动，感觉气短。

【心得】本节指出脾中风的症状。病人周身微汗发热，形同酒醉，肌肉跳动，呼吸短促，腹中烦重。病因为风淫于外，气阻于内，必与气虚血滞影响心脑有关。

【原文】脾死脏，浮之大坚，按之如覆杯，洁洁①状如摇者，死。

【词释】

①洁洁：《千金》作絜絜，形容脉搏不整勃，如提物摇摆不定的样子。

【语译】脾真脏脉出现，轻按大而坚，重按像摸着向下覆着的杯子，中空无物，脉象动摇如提物摇摆不定的样子，这是死亡的脉象。

【心得】本节指出脾脏脏气绝所见到的脉象。轻按大而坚，重按如杯中酒空，覆之绝无涓滴，或忽然上出鱼际，忽然下入尺部，初如摇荡不宁，继乃卒然中绝。后人称为雀啄脉者，即此脉。

【原文】趺阳脉浮而涩，浮则胃气强，涩则小便数。浮涩相搏，大便则坚，其脾为约①。麻子仁丸主之。

【词释】

①其脾为约：脾阴不足，脾脂枯缩。

【语译】趺阳脉浮而见涩，浮，可以知病人胃气强；涩，可以知病人小便数而津液耗损。浮涩互相搏结，胃气强兼津液耗损，病人的大便就会坚实。由于脾是为胃输布津液的，因此，胃强而津耗，就会形成因津液缺乏而使大便秘结的脾约病。这种病应用麻子仁丸主治。

巴蜀名医遗珍系列丛书

麻子仁丸方：

麻子仁 2L，芍药 0.5L，枳实 500g，大黄（去皮）500g，厚朴（去皮）1 尺，杏仁（去皮尖，熬，别作脂）1L。

上六味，末之，炼蜜和丸梧子大，饮服 10 丸，日三服，渐加，以知为度。

【心得】本节从趺阳部位的脉象论述脾约病的证治。仲景处方麻子仁丸方，以大黄、枳实、厚朴行气通结，麻仁、杏仁、芍药润燥生津。本方是直到今天仍在应用的有效方剂，还可以治疗慢性便秘、大便干燥等。

【原文】肾著之病，其人身体重，腰中冷，如坐水中，形如水状，反不渴，小便自利，饮食如故，病属下焦，身劳汗出，衣里冷湿，久久得之，腰以下冷痛，腹重如带五千钱，甘姜苓术汤主之。

【语译】寒湿附着肾上的病，病人身体沉重，腰中发冷，如同坐在水中一样。身体微肿好像水气病，但水气病当津不上承而口渴，水液停蓄而小便不利，今反不渴而小便自利，证明不是水气病，饮食又如常人，可知病不在胃而属下焦。病因是在劳动时出汗，湿透衣服，衣里冷湿之气侵袭肌肤，积之日久而形成病变。病人还有腰以下冷痛，腹部沉重，好像带着五千钱一样的症状。应用甘姜苓术汤主治。

甘姜苓术汤方：

甘草 60g，白术 60g，干姜 120g，茯苓 120g。

上四味，以水 4L，煮取 3L，分温三服，腰中即温。

【心得】本节指出肾着病的症状及其治疗。《金匮要略》论肾范围极窄，这里的肾着，即后世所指"风寒湿痹"痹于腰区而已。后世论肾范围较广，因"肾主骨"，故现代医学所指的脊椎骨质增生、颈椎骨质增生、下肢萎缩、下肢瘫痪等都属肾病。又因"肾主黑"，故黑疸、女劳疸即现代医学所指的阿迪森病、库欣综合征，也都属肾病。

【原文】肾死脏，浮之坚，按之乱如转丸^①，益下入尺中者，死。

【词释】

①乱如转丸：形容脉象躁动，如弹丸之乱转。

【语译】肾真脏脉出现，轻按之坚实，重按之觉得脉象乱如弹丸转动，这种脉搏，若伸展到尺部以下的部位的，是死亡的脉象。

【心得】本节指出肾脏脏气绝所见的脉象。轻按坚，重按好似弹丸乱滚。再按到尺部以下，搏动还是很乱。本人从事临床医学数十年，除雀啄脉、结代脉外，并未见过此类脉型。本人认为，最危险的肾脉是摸不着的。

【原文】问曰：三焦竭部^①，上焦竭善噫^②，何谓也？师曰：上焦受中焦气未和，不能消谷，故能噫耳。下焦竭，即遗溺失便^③，其气不和，不能自禁制，不须治，久则愈。

【词释】

①三焦竭部：三焦各部所属脏腑的机能衰退。

②噫：嗳气。

③失便：指大便失禁。

【语译】问：三焦虚竭，各部所属脏腑的机能会衰退。但上焦虚竭使人时常嗳气，不知是什么原因？老师说：上焦在胸中，受中焦之气。现因胃气不和，不能消化食物，因而腐蚀之气蒸于上焦，使人时常嗳气。下焦虚竭，就会遗尿或大便失禁，这是由于肾气不和，不能制约的缘故。这些生理不调节疾病不用医治，久了自会痊愈的。

【心得】人体五脏六腑都是"相互依存、相互制约"的，三焦也同样如此，如上、中、下三焦各部脏腑生理机能衰退，就会互相影响或直接发生病变。中医治病必须重视整体观，含义就在此。

【原文】师曰：热在上焦者，因咳为肺痿；热在中焦者，则为坚^①；热存下焦者，则尿血，亦令淋秘不通。大肠有寒者，多鹜溏^②；有热者，便肠垢^③。小肠有寒者，其人下重便血；有热者，必痔。

【词释】

①坚：大便坚硬。

②鹜溏：鹜，即鸭。鹜溏是说大便如鸭粪样水粪杂下。

③肠垢：指肠中黏稠的垢腻。

【语译】老师说：热邪在上焦，则蒸灼肺脏而咳嗽，形成肺痿；热邪在中焦，形成大便坚硬秘结；热邪久留下焦，使人发生尿血，小便淋沥不通。大肠受寒邪侵袭，使人大便如鸭粪样水粪杂下；大肠有热，则大便恶臭，而形成肠垢。小肠有寒，使人肛门重坠，大便下血；小肠有热，病人一定生痔疮。

【心得】本节论述热在三焦所发生的病证。热在上焦，使肺受病；热在中焦，使脾胃受病；热在下焦，使大小肠膀胱受病。三焦有热，则使六腑受病。

【原文】问曰：病有积、有聚、有槃气^①，何谓也？师曰：积者，脏病也，终不移；聚者，腑病也，发作有时，展转痛移，为可治。

气者，胁下痛，按之则愈，复发为气。

诸积大法，脉来细而附骨者，乃积也。寸口，积在胸中；微出寸口，积在喉中；关上，积在脐旁；上关上^②，积在心下；微下关^③，积在少腹；尺寸，积在气冲^④。脉出左，积在左；脉出右，积在右；脉两出，积在中央。各以其部处之。

【词释】

①䅽气：䅽，与"谷"同；气，即饮食停积之气。

②上关上：关上，关部；上关上，指关脉的上部。

③下关：关脉的下部。

④气冲：穴名，在脐下横骨两端，近阴毛处，在此用以代表部位。

【语译】问：病有积、有聚、有谷气，是怎样分别的？老师说：积属于脏病，有一定的症状和部位，痛点始终不移动。聚是腑病，有时发作，有时不发作，而发作的时候，痛点不固定，常辗转移动，这病比脏病浅，故可以治疗。气是饮食停积之气，其痛点在胁下。以手按之，感觉舒松好转，但往往又因饮食不节而复发。

凡一切积病的诊断方法用切脉法，如脉搏细沉而附于骨的，是积病。这种脉象出现在寸口部位，其积在胸中。若微微出寸口的上部，其积在喉中。若见于关部，其积在脐旁。若见于关部的微上方，其积在心下。若见于关部的微下方，其积在少腹。若见于尺部、寸部，其积在气冲部位。这种脉若出现在左手则积在左部；若出现在右手则积在右部。若左右两手都出现这种脉，则积在中央部位。在治疗方面，应根据部位，而辨其性质，进行处理。

【心得】本节论述积、聚、谷气三证的区别，并说明诸积的脉诊。

积、聚、谷气三者都是病名，病气属阴者为积，病气属阳者为聚，谷气就是停食之气。三者除有一定的痛点外，有显著的不同：积属脏病，痛点固定不移；聚属腑病，痛点不固定，痛时发时不发。谷气痛点在胁下，按之往往感舒松好转，但往往又因饮食不节而发。本节仲景未处方，本人临床治验，鳖甲煎丸、大黄蟅虫丸、化癥回生丹等，都是治疗积、聚、谷气及一切癥瘕积聚的名方。

【结语】本篇内容是讨论五脏中风、中寒，五脏病，五脏死脉，三焦病及积聚气等证。在五脏风寒范围内，因"风为阳邪"，各脏的中风病多属于阳病、实证的病变，"寒为阴邪"，各脏的中寒病多属于阴证、虚证的病变。风寒既能从外邪引起，也可能从本脏发生，所以本篇的"五脏风寒"应作辨证的方法研究。

本篇对积聚的论述，与《难经》文义相同，以"痛有定位为积""痛无定位为聚"，前者属脏病，后者属腑病。在治疗方面，总以综合脉证病情及其他方面研究，然后辨证施治。

本篇指出上、中、下三焦相互为用，彼此制约，以说明脏腑之间的平衡协调关系。

对具体治疗，本篇提出肝着病用旋覆花汤，脾约病用麻子仁丸，肾着病用甘姜苓术汤，这都是现在常用的有效方剂。

第十二篇 痰饮咳嗽病脉证并治

【原文】问曰：夫饮有四，何谓也？师曰：有痰饮[①]，有悬饮[②]，有溢饮[③]，有支饮[④]。

【词释】

①痰饮：《脉经》《千金翼》俱作"淡饮"。《文字集略》说：淡通痰，淡是水摇荡之貌。因这种水饮的特征是摇荡流动，所以称为淡饮。

②悬饮：水饮僻处胁下，如悬物一样，故谓之为悬饮。

③溢饮：水饮泛溢于四肢的饮病。

④支饮：水饮停于胸膈的饮病。

【语译】问：饮病有四种，是哪四种呢？老师说：有痰饮、悬饮、溢饮和支饮。

【心得】本节首先分出4种饮病的名称，作为全篇的提示，这是按不同症状和部位而定名的。

【原文】问曰：四饮何以为异？师曰：其人素盛今瘦[①]。水走肠间，沥沥有声[②]，谓之痰饮。饮后水流在胁下，咳唾引痛，谓之悬饮。饮水流行，归于四肢，当汗出而不汗出，身体疼重，谓之溢饮。咳逆倚息[③]，短气不得卧，其形如肿，谓之支饮。

【词释】

①素盛今瘦：未病之前一向身体很肥胖，得病之后，身体很消瘦。

②沥沥有声：水饮在肠间流动时所发出的声音。

③咳逆倚息：咳嗽气逆，不能平卧，须倚床呼吸。

【语译】问：4种饮病有什么不同？老师说：病人未病之前身体很肥胖，得病以后，身体很消瘦，饮水走于肠间发出沥沥的响声，这种病叫痰饮。饮后水停两胁，悬结不散，咳嗽吐痰则两胁痛，这是悬饮。若饮水流行，渗入四肢，本应汗出而不汗出，身体感到疼痛沉重，这是溢饮。如水停于胸，咳嗽逆气妨碍呼吸，以致短气不得平卧，外形有水肿的症状，这是支饮。

【心得】本节指出四饮的证候分类及其症状。本人认为，"饮"是水停脏腑外而成的水肿。成因由于脏腑阳虚，体内过多的水液停聚在脏腑之外而成。四饮的区别是根据水饮停留的部位和各种不同的主症加以分析：痰饮是水饮停留于肠胃部分，是四饮中症状较轻的一种。悬饮是水饮潴留胁下。溢饮是水饮停留于四肢肌肉之间，使四肢浮肿或严重水肿。支饮是水饮停留于胸膈。

【原文】水①在心，心下坚筑②，短气，恶水不欲饮。

【词释】

①水：这里指停饮。

②坚筑：心下坚实而悸动有力，象捣东西的样子。

【语译】停饮在心，使病人心下坚实而悸动有力，气短，厌恶水，不想喝。

【心得】本节指出水饮侵及心脏所产生的证候。

【原文】水在肺，吐涎沫，欲饮水。

【语译】停饮在肺，病人咳吐涎沫，想饮水。

【心得】本节指出水饮侵及肺脏所产生的证候。

【原文】水在脾，少气身重。

【语译】停饮在脾，病人感到倦怠少气，身体沉重。

【心得】本节指出水饮侵及脾脏所产生的证候。

【原文】水在肝，胁下支满①，嚏而痛。

【词释】

①支满：支撑胀满。

【语译】停饮在肝，病人胁下因有水而胀满，打喷嚏时牵引胁肋作痛。

【心得】本节指出水饮侵及肝脏所产生的证候。

【原文】水在肾，心下悸。

【语译】停饮在肾，病人感到心下悸动不安。

【心得】本节指出水饮侵及肾脏所产生的证候。这里应该注意的是，五脏水饮与四饮之间有密切关系。如水在心、肾之与痰疾，水在肺之与支饮，水在脾之与痰饮、溢饮，水在肝之与悬饮，其证治均有内在的联系，不能机械地划分。

【原文】夫心下有留饮①，其人背寒冷②如掌大。

【词释】

①留饮：是痰饮留而不去的意思。并不是四饮之外，另有一种留饮。

②背寒冷：指背脊第五椎正当心俞穴处寒冷而言。

【语译】心下停留着痰饮，病人背脊第五椎正当心俞穴处有巴掌大一块地方感到寒冷。

【心得】本节指出饮邪留在心下的症状。留饮，是指水饮久留不去的病证。留饮在心下，病人就感到背上有手掌大一块地方很寒冷。本人临床常见营卫失调的病人腿部有一小圆形的部位自觉发热，这都是辨病的特征。

【原文】留饮者，胁下痛引缺盆^①，咳嗽则辄已^②。

【词释】

①缺盆：肩下横骨陷中的部位。

②辄已：《脉经》《千金》均作"转甚"。根据临床所见，凡胁下痛的，都是咳嗽时转甚。

【语译】饮留胁下的病人，胁下痛，势必上引缺盆。咳嗽时疼痛就加剧。

【心得】本节指出饮邪留在胁下的症状。饮留胁下，则肝络不和，气机不利，所以，胁下痛引缺盆，咳嗽震动，痛更加甚。

【原文】胸中有留饮，其人短气而渴。四肢历节痛，脉沉者，有留饮。

【语译】胸中有饮停留的病人，必然有气短促、口渴等症状。如病人四肢关节都痛，脉现沉象，也就是有饮停留关节。

【心得】本节指出饮邪留在胸中和留在四肢的症状。

【原文】膈上病痰，满喘咳吐，发则寒热，背痛腰疼，目泣^①自出，其人振振身^②剧，必有伏饮^③。

【词释】

①目泣：指流眼泪。

②振振身：形容身体抖动。

③伏饮：指平素饮留膈上伏而不显，因风寒之邪入侵引动发作。

【语译】膈上有痰的病人，常常喘息胀闷、咳嗽吐痰。病发作时发热、恶寒、背痛、腰痛，喘咳得眼泪流出来，身体也抖动得很厉害。这是因为内有伏饮的缘故。

【心得】本节指出饮伏于内，因外邪引动而发作的证候。伏饮是指水饮伏留予内，平时不觉，遇感冒或季节转换气候急骤变化时发作。此证与现代医学所指的哮喘病相似。

【原文】夫病人饮水多，必暴喘满。凡食少饮多，水停心下。甚者则悸，微者短气。

脉双弦①者寒也，皆大下后喜虚。脉偏弦②者饮也。

【词释】

①双弦：两手之脉俱弦。

②偏弦：或左或右之一手脉弦。

【语译】病人喝水过多，水停留在胸膈间必然要突发喘满。凡是吃饭少而饮水多，水停心下，严重的就会水气凌心，而使人心悸，轻者也会使人呼吸急促。

如果手都见弦脉，是阳虚而中有寒气的脉象，多在大下后里虚时出现，只见一手脉弦，是饮证偏注一侧的脉象。

【心得】本节指出饮病的成因、症状和脉象。饮病的成因，有由于饮水多不及运化，亦有脾胃虚弱，复多饮水，以致水停成饮。还有肺气不化，不能通调水道，肾阳虚弱，不能化气利水等，都可发生饮病。饮病的脉象多是弦脉。

【原文】肺饮①不弦，但苦喘短气。

【词释】

①肺饮：水饮犯肺。

【语译】水饮犯肺，脉象不弦，但病人苦于气喘，呼吸短促。

【心得】本节指出饮邪侵肺的脉证。本人经验，饮邪侵肺多见右手脉弦。但也有脉如平常不弦的，这是饮邪未积的关系，因而在临床上应脉证合参，才能确诊。

【原文】支饮亦喘而不能卧，加短气，其脉平也。

【语译】支饮病也有气喘，但不能平卧，同时呼吸短促，但因未影响到血脉，所以在脉象上还与平常一样。

【心得】本节指出支饮病的脉证。支饮病也有不见弦脉的，不能因其脉如平人而误诊。

【原文】病痰饮者，当以温药和之。

【语译】患痰饮病的，当用温药调治。

【心得】本节指出了痰饮病的治则。痰饮病，是因水停而得。而水性阴寒，得温则行。所以，用温药来振奋阳气，开发腠理，通调水道，必然水到渠成。

【原文】心下有痰饮，胸胁支满，目眩，苓桂术甘汤主之。

【语译】病人心下停留着痰饮，有胸胁胀满、头目眩晕的症状，应用苓桂术甘汤主治。

苓桂术甘汤方：

茯苓 120g，桂枝 90g，白术 90g，甘草 60g。

上四味，以水 6L，煮取 3L，分温三服，小便则利。

【心得】本节指出心下痰饮的证治。心下痰饮主症为胸胁胀满，头目眩晕。此病由饮邪影响虚阳所致，治则宜温中行水。仲景处方苓桂术甘汤，是以桂枝、甘草温化中焦，白术温中健脾，茯苓利水，共同促进痰饮消除。

【原文】夫短气有微饮，当从小便去之，苓桂术甘汤主之。方见上。肾气丸亦主之。方见虚劳中。

【语译】呼吸短促，有轻微水饮证的病人，治疗时应当利其小便。可用苓桂术甘汤或肾气丸主治。

【心得】本节指出少量水饮引起短气的治法。苓桂术甘汤补益脾阳行水气，肾气丸温肾扶阳行水，均可使水液从小便中排出而病愈。

【原文】病者脉伏，其人欲自利，利反快，虽利，心下续坚满，此为留饮欲去故也，甘遂半夏汤主之。

【语译】病人脉象伏，想要下利，下利后反感觉舒适。但利下后心下仍坚硬胀满，这是留饮欲去而不能去的现象。应用甘遂半夏汤主治。

甘遂半夏汤方：

甘遂大者 3 枚，半夏 12 枚（以水 1L，煮取 0.5L，去滓），芍药 5 枚，甘草如指大（炙）1 枚。

上四味，以水 2L，煮取 0.5L，去滓，以蜜 0.5L，和药汁煎取 0.8L，顿服之。

【心得】本节指出饮邪久留，病势顽固的痰饮病的证治。仲景处方甘遂半夏汤，为逐饮峻剂。以甘遂逐水，半夏燥湿。甘遂性猛，佐白蜜缓和。芍药敛阴。虽甘草与甘遂相反，但却起相激相荡作用。本方逐水效果显著。但甘遂消水虽快，然复水亦速，并影响心脏。体弱病人，不宜用本方，以用肾气丸较妥。

【原文】脉浮而细滑，伤饮。

【语译】病人脉象浮而细滑的，是饮水过多，伤及气分的表现。

【心得】本节指出伤饮脉证。伤饮是饮水过多，水停心下，喘逆而发的肺感冒，故脉浮。

【原文】脉弦数，有寒饮，冬夏难治。

【语译】脉象弦而有寒饮的病人，冬夏都比较难治。

【心得】本节指出痰饮病脉证不符，预后不佳。病人虽有寒饮，但脉象弦数，说明脉证不符。而从时令来说，冬寒有利于热病，但不利于饮病，夏热有利于饮病，但又不利于热病，所以，冬夏这种寒热偏胜的季节，都不利于这种脉热证寒的患者，所以说较难治。

【原文】脉沉而弦者，悬饮内痛①。

【词释】

①内痛：指胸胁部牵引作痛。

【语译】脉象沉而弦的病人，是悬饮，有胸胁部疼痛的症状。

【心得】本节指出了悬饮病的脉证。

【原文】病悬饮者，十枣汤主之。

【语译】患悬饮病的，要用十枣汤主治。

十枣汤方：

芫花（熬）、甘遂、大戟各等分。

上三味，捣筛，以水 1.5L，先煮肥大枣 10 枚，取 0.8L，去滓，内药末，强人服一钱匕，羸人服半钱，平旦温服之；不下者，明日更加半钱。得快下后，糜粥自养。

【心得】本节指出悬饮病的治法。仲景处方十枣汤。因水饮壅塞，无峻剂攻坚逐水，难图速效，故用此峻方。但体弱不任攻者，不宜使用。

【原文】病溢饮者，当发其汗，大青龙汤主之，小青龙汤亦主之。

【语译】患溢饮病的，应当用发汗法。当用大青龙汤或小青龙汤。

大青龙汤方：

麻黄（去节）180g，桂枝（去皮）60g，甘草（炙）60g，杏仁（去皮尖）40 个，生姜 90g，大枣 12 枚，石膏如鸡子大（碎）。

上七味，以水 9L，先煮麻黄，减 2L，去上沫，内诸药，煮取 3L。去滓。温服 1L，取微似汗，汗多者，温粉粉之。

小青龙汤方：

麻黄（去节）90g，芍药 90g，五味子 0.5L，干姜 90g，甘草（炙）90g，细辛 90g，桂枝（去皮）90g，半夏（洗）0.5L。

上八味，以水 10L，先煮麻黄，减 2L，去上沫，内诸药，煮取 3L，去滓，温服 1L。

【心得】本节指出溢饮的治法。本证治则为汗法。仲景处方大青龙汤和小青龙汤。本人认为，溢饮夹热的，宜用大青龙汤，因此方是麻黄

巴蜀名医遗珍系列丛书

桂枝汤去芍药加石膏，可发汗兼清郁热。溢饮夹寒邪内伏的，宜用小青龙汤，因此方是麻黄汤去杏仁，桂枝汤去生姜，再加五味、细辛、干姜、半夏，可发汗兼温里饮，使寒饮下出。

【原文】膈间支饮，其人喘满，心下痞坚，面色黧黑^①，其脉沉紧，得之数十日，医吐下之不愈，木防己汤主之。虚者^②即愈，实者^③三日^④复发，复与不愈者，宜木防己汤去石膏加茯苓芒硝汤主之。

【词释】

①黧黑：黑而晦暗。

②虚者：这里指服药后心下痞坚虚软的病人。

③实者：这里指服药后心下痞坚如故的病人。

④三日：也可作数日解。

【语译】膈间有支饮，病人气喘胀满，心下痞塞坚硬，面色黑而晦暗，脉象沉紧，得病已有数十天。曾用吐下等法而不愈，可用木防己汤主治。如服药后痞坚虚软，病即可愈。如病气已实，三日后还可聚而复发，再服则效力不大，可用木防己汤去石膏加茯苓芒硝汤主治。

木防己汤方：

木防己 90g，石膏鸡子大 12 枚，桂枝 60g，人参 120g。

上四味，以水 6L，煮取 2L，分温再服。

木防己去石膏加茯苓芒硝汤方：

木防己 60g，桂枝 60g，人参 120g，芒硝 0.3L，茯苓 120g。

上五味，以水 6L，煮取 2L，去滓，内芒硝，再微煎，分温再服，微利则愈。

【心得】本节指出支饮证治。本证病人发病数十日，曾用吐、下诸法治疗仍不愈，是支饮重症，病情虚实复杂，此时宜用木防己汤，方中防己、桂枝一苦一辛，行水饮而散结气，可使心下痞坚消散，石膏辛凉，以清郁热，人参扶正补虚。服药后，如仍痞结坚实，是水停气阻，说明病情又有反复，应于原方中去石膏，加茯苓以导水下行，芒硝软坚破结，才能更合病情，化险为夷。

【原文】心下有支饮，其人苦冒眩，泽泻汤主之。

【语译】病人心下有支饮。头目感到昏冒和眩晕，应用泽泻汤主治。

泽泻汤方：

泽泻 150g，白术 60g。

上二味，以水 2L，煮取 1L，分温再服。

【心得】本节指出支饮轻症的治法。仲景处方泽泻汤，以泽泻利水除饮，白术补脾制水，引水下注，冒眩自平。

【原文】支饮胸满者，厚朴大黄汤主之。

【语译】支饮病人，感到胸中胀满的，用厚朴大黄汤主治。

厚朴大黄汤方：

厚朴 1 尺，大黄 180g，枳实 4 枚。

上三味，以水 5L，煮取 2L，分温再服。

【心得】本节指出支饮胸满的治法。仲景处方厚朴大黄汤。本方药味与小承气汤同，但小承气汤中厚朴不是主药，本方则重用厚朴。应用本方的标准须有"腹满痛，大便秘"等症状，医者必须注意。

【原文】支饮不得息，葶苈大枣泻肺汤主之。方见肺痈中。

【语译】支饮病人，呼吸极度困难，应用葶苈大枣泻肺汤主治。

【心得】本节指出短气不得息的支饮治法。仲景处方葶苈大枣泻肺汤，是治疗上部胸膈水饮的良方。本方有通泄作用，泻上犯之水饮而使病愈。现代医学所指的肺气肿，用本方有显效。如兼见肺气肿心脏病，用本方与参麦散合用，以平喘强心，亦有显效。

【原文】呕家本渴，渴者为欲解，今反不渴，心下有支饮故也，小半夏汤主之。《千金》云：小半夏加茯苓汤。

【语译】患呕吐病的人，本来应当口渴，口渴是病趋向好转的表现。现在病人反而不渴，这是病人心下有支饮的缘故，应用小半夏汤主治。

小半夏汤方：

半夏 1L，生姜 250g。

上二味，以水 7L，煮取 1.5L，分温再服。

【心得】本节指出水饮外发呕吐的治法。呕者多渴，今呕而不渴，必心下有支饮。仲景处方小半夏汤，以半夏辛燥降逆，生姜温化膈间寒气，使胸阳之气机畅达，则饮去喘平。

【原文】腹满，口舌干燥，此肠间有水气，己椒苈黄丸主之。

【语译】病人腹部胀满，口舌干燥，这是水饮停于肠间的缘故，应用己椒苈黄丸主治。

己椒苈黄丸方：

防己 30g，椒目 30g，葶苈（熬）30g，大黄 30g。

上四味，末之，蜜丸如梧子大，先食饮服 1 丸，日三服，稍增，口中有津液。渴者加芒硝15g。

【心得】本节指出肠间水气的治法。仲景处方己椒苈黄丸，以防己、椒目导利水气，使从小便排出，大黄、葶苈推荡浊滞，使从大便泄下，这是前后分消的方法。如胃热重，可加芒硝，这源于《内经》"热淫于内治以寒咸"。

【原文】卒呕吐，心下痞，膈间有水，眩悸者，小半夏加茯苓汤主之。

【译语】病人突然发生呕吐，心下痞痛，头眩心悸，这都是膈间停留水饮的症状。应用小半夏加茯苓汤主治。

小半夏加茯苓汤方：

半夏1L，生姜250g，茯苓90g（一法120g）。

上三味，以水7L，煮取1.5L，分温再服。

【心得】本节指出膈间水气的治法，仲景处方小半夏加茯苓汤，以生姜、半夏温膈降逆，止呕开痞，茯苓渗水去饮，有益气安神的功效。本方特示为加味方剂，从此可悟出古人制方之机动灵活。

【原文】假令瘦人^①脐下有悸，吐涎沫而癫眩^②，此水也，五苓散主之。

【词释】

①瘦人：形体消瘦的人。

②癫眩：癫，徐沈尤魏本俱作颠。颠眩：即头目眩晕。

【语译】假如形体消瘦的人在脐下有悸动，吐涎沫而且感到头目眩晕，这是水病，应用五苓散主治。

五苓散方：

泽泻 30.3g，猪苓（去皮）0.9g，茯苓 0.9g，白术 0.9g，桂枝（去皮）0.6g。

上五味，为末，白饮服方寸匕，日三服，多饮暖水，汗出愈。

【心得】本节指出下焦水逆的证治。痰饮积于下焦，本可就近从小便而去，但膀胱气化不行，水无去路，反逆而上行，以致变生诸证。仲景处方五苓散方。五苓散散气利水，去水以治其本，则诸证皆除。本人认为，本节所举的症状属气血两虚，腹水兼脑虚。本人治验，可用河间地黄饮子。此方不加利水药，也可温化消水，佐以钩藤饮合五灵脂，即可养脑镇脑。

附方：

外台茯苓饮：治心胸中有停痰宿水，自吐出水后，心胸间虚，气满，不能食，消痰气，令能食。

茯苓 90g，人参 90g，白术 90g，枳实 60g，橘皮 75g，生姜 120g。

上六味，水 6L，煮取 1.8L，分温三服，如人行八九里进之。

【原文】咳家其脉弦，为有水，十枣汤主之。方见上。

【语译】有咳嗽病的人脉象弦，是水饮停于内的缘故，应用十枣汤主治。

【心得】本节指出因饮邪引起咳嗽的脉象及其治法。脉弦为有水，咳而脉弦，为水溃入肺所致，它与感冒咳嗽的脉浮，或虚劳咳嗽的脉数不同。仲景处方十枣汤，使胸中之水从大小便排泄，水去则肺宁而咳嗽愈。

【原文】夫有支饮家，咳烦胸中痛者，不卒死，至一百日或一岁，宜十枣汤。方见上。

【语译】有支饮病的人，咳嗽烦闷，胸中作痛，如不突然死了，病程延长到一百天或一年以上的，应用十枣汤治疗。

【心得】本节指出久病支饮正气尚盛的治法。支饮原无心烦、胸痛等症状，若见心烦、胸痛，说明病势向里发展，直接影响心肺两脏，很有突然死亡的可能。如正气尚盛，宜用十枣汤以逐水。但本人认为，服二剂之后，须易益气消水之方，不可坚持长期使用十枣汤。

【原文】久咳数岁，其脉弱者，可治。实大数者，死。其脉虚者必苦冒，其人本有支饮在胸中的缘故，治属饮家。

【语译】病人数年咳嗽，脉象弱，故其病可治。如果出现了实大而数的脉象，主死。脉虚的病人必感昏冒眩晕，这是因为有支饮停留在胸中的缘故，应用除饮的治法。

【心得】本节指出痰饮咳嗽的脉证和预后。久咳正气已虚，脉弱则与证相符，故为可治。若见脉实大而数，则邪盛正衰，预后不良。若见虚脉，则正虽虚而邪亦衰，然饮邪仍在，必见头目昏眩，因其人本有支饮停留，故仍当以治饮为法。文中提"实大数者死"，这是仲景时代的看法，本人认为，如用扶阳益气、温中散寒之药，增加肾气功能，导水自然外出，也可以治愈。

【原文】咳逆倚息不得卧，小青龙汤主之。方见上。

【语译】病人咳嗽气逆，以至喘息不能安卧，可用小青龙汤主治。

【心得】本节指出兼有外证的支饮治法。仲景处方小青龙汤，以散外寒消饮，兼治喘满。

【原文】青龙汤下已[1]，多唾口燥，寸脉沉，尺脉微，手足厥逆，气从少腹上冲胸咽，手足痹，其面翕热如醉状[2]，因复下流阴股[3]，小便难，时复冒者，与茯苓桂枝五味甘草汤。治其气冲。

【词释】

①下已：指青龙汤下咽以后。

②面翕热如醉状：面部潮润发热而红，有如酒醉的样子。

③阴股：两股之阴，指两腿内侧。

【语译】服小青龙汤方后，痰很多，口干燥，寸脉沉，尺脉微，手足冷，觉得气从小腹上冲胸部、咽喉，手脚麻痹，面部发热像醉酒那样，一会儿又觉得气从小腹流入两腿里侧，小便困难，时而昏昏眩冒的病人，应用茯苓桂林五味甘草汤治其气冲。

茯苓桂枝五味甘草汤方：

茯苓 120g，桂枝（去皮）120g，甘草（炙）90g，五味子 0.5L。

上四味，以水 8L，煮取 3L，去滓，分温三服。

【心得】本节指出误服小青龙汤后所产生的变证和坏证动其冲气所出的方治。仲景处方茯苓桂枝五味甘草汤，旨在通阳和阴，抑气饮逆，本节及以下五节基本上是连贯的。陆渊雷在《金匮要略今释》中说："自小青龙以下六条，随证转方，绝妙医案。盖是仲景身历之事实，然病情万变，支饮咳嗽之症，其传变非能斟若画一者，学者心知其意，自得运用之妙，若悬此六方，以逆测病证，则胶柱而鼓瑟矣。"这一见解很切合实际。

【原文】冲气即低，而反更咳、胸满者，用桂苓五味甘草汤去桂加干姜、细辛，以治其咳满。

【语译】病人冲气虽缓和降低，但反而咳嗽更剧烈，胸部胀满的，应用桂苓五味甘草汤去桂枝，加干姜、细辛，治疗病人的咳嗽、胸满。

苓甘五味姜辛汤方：

茯苓 120g，甘草 90g，干姜 90g，细辛 90g，五味子 0.5L。

上五味，以水 8L，煮取 3L，去滓，温服 0.5L，日三服。

【心得】本节指出冲气已平而又有咳满证的治法。仲景处方桂苓五味甘草汤去桂枝加干姜、细辛，以温肺散寒而治咳满。本人经验，此方疗效不大。

【原文】咳满即止，而更复渴，冲气复发者，以细辛、干姜为热药也。服之当遂渴，而渴反止者，为支饮也。支饮者法当冒，冒者必呕，呕者复内半夏以去其水。

【语译】病人服了苓甘五味姜辛汤，咳嗽胸满证候渐愈，但同时又出现口渴、冲气复发的症状，这是因为服了细辛、干姜一类的热药引起的。服后应该口渴，现在反而不渴，这是有支饮的原因。有支饮的病人应当昏冒，昏冒时必有呕吐的症状。如病人呕吐，可于前方加入半夏，以治其水饮。

桂苓五味甘草去桂加干姜细辛半夏汤方：

茯苓 120g，甘草 60g，细辛 60g，干姜 60g，五味子 0.5L，半夏 0.5L。

上六味，以水 8L，煮取 3L，去滓，温服 0.5L，日三服。

【心得】本节指出咳满已止，肺饮复动的证治。

【原文】水去呕吐，其人形肿者，加杏仁主之。其证应内麻黄，以其人遂痹，故不内之。若逆而内之者，必厥，所以然者，以其人血虚，麻黄发其阳故也。

【语译】水饮去后，呕吐停止。如果病人还身体肿，这是水气郁闭在皮内的现象，应在前方内加入杏仁，以通肺气而行水。其实本证也应加入麻黄发汗，但因病人手足麻痹，所以不用。如果违犯禁忌而用麻黄，病人必然由于发汗亡阳而手足厥逆。所以会这样，原因就在于病人已经血虚，麻黄又发散其阳气的缘故。

苓甘五味加姜辛半夏杏仁汤方：

茯苓 120g，甘草 90g，五味 0.5L，干姜 90g，细辛 90g，半夏 0.5L，杏仁（去皮尖）0.5L。

上七味，以水 10L，煮取 3L，去滓，温服 0.5L，日三服。

【心得】本节指出水去呕止而水饮外溢，引起水肿病的治法。水去呕止，肿应消失，今仍肿，即古人谓之气水。气水宜从表解，但不能用麻黄发汗，是因经络隙肉之水不可发汗的缘故。

【原文】若面热如醉，此为胃热上冲熏其面，加大黄以利之。

【语译】如果病人服了苓甘五味姜辛半夏杏仁汤以后，面部发热如饮酒欲醉的状态，这是胃热上熏所致，故加大黄以通利。

苓甘五味加姜辛杏大黄汤方：

茯苓 120g，甘草 90g，五味子 0.5L，干姜 90g，细辛 90g，半夏

0.5L，杏仁 0.5L，大黄 90g。

上八味，以水 10L 煮取 3L，去滓，温服 0.5L，日三服。

【心得】本节指出胃热上冲的治法。本人认为，病人服苓甘五味姜辛半夏杏仁汤后，面部热如酒状，为胃热上冲，应于方内加黄芩、黄连，以清胃热更好。

【原文】先渴后呕，为水停心下，此属饮家，小半夏加茯苓汤主之。方见上。

【语译】病人先口渴，以后再呕吐，这是水停心下所致，属水饮病，用小半夏加茯苓汤主治。

【心得】本节指出停水作呕的证治。因水停心下，才发生呕吐，此属新饮，但亦为饮家。仲景处方小半夏加茯苓汤，旨在行水止呕。

【结语】痰饮是临床常见疾病之一。本篇对四饮病的分析和水在五脏的鉴别，都做了详细说明，同时在病理方面也作了较为具体的解释。

痰饮也称淡饮（淡即液）。古籍中记载并不一致，《脉经》和《肘后方》写作"痰癖""淡癖""淡饮"。虽然书写各异，实际意义却很统一，都一致认为痰饮是胸中有痰和有水导致的疾病。本篇所说的广义上的痰饮，实际上包括了各种饮病。具体一点说，饮病应分为 4 类：痰饮、悬饮、溢饮、支饮。

本人认为，饮病出现在消化系统上，症状与现代医学所指的胃炎、胃扩张、腹水等病的症状相似；出现在呼吸系统上，症状与现代医学所指的支气管炎、支气管扩张、渗出性胸膜炎、哮喘、肺气肿等病的症状相似；出现在循环系统上，症状与现代医学所指的心力衰竭、心包腔积液等病的症状相似；出现在泌尿系统上，症状与现代医学所指的慢性肾

巴蜀名医遗珍系列丛书

小球肾炎、尿毒症等病的症状相似。

治疗饮病应以温脾肾、理三焦为基本治则。但饮病病变错综复杂，治法也就应变化无穷。本篇虽列有方剂十九首，但仅从治疗大法上指出原则方向，至于变化运用，则有赖于学者的细心体会。

第十三篇——消渴小便不利淋病脉证并治

【原文】厥阴之为病，消渴，气上冲心，心中疼热，饥而不欲食，食即吐蚘①，下之不肯止。

【词释】

①蚘：同"蛔"，指蛔虫。

【语译】厥阴经中了病邪，病人就会消渴，气上冲心，心中疼热，感觉饥饿，但不想吃东西。勉强吃下去，就会吐出蛔虫。用了下药，就腹泻不止。

【心得】本节指出厥阴消渴病的症状。病因为热邪侵入厥阴经。这是一种由虫积引起胃热而形成的消渴，属外感过程中的一类证候，与杂病中的消渴，即现代医学所指的糖尿病不同。

【原文】寸口脉浮而迟，浮即为虚，迟即为劳；虚则卫气不足，劳则营气竭。

跌阳脉浮而数，浮即为气，数即消谷而大坚；气盛则溲数，溲数即坚，坚数相搏，即为消渴。

【语译】病人寸口脉浮而且迟，浮脉表示虚，迟脉表示劳。虚了就卫气不足，劳了就营气枯竭。

胃脉浮血数，浮为胃气盛，数为消谷善饥，大便坚结。胃气盛，则水分偏渗于膀胱而小便数，小便数则亡其津液而大便益坚。大便越坚而小便越数，坚数相合就成为饮不解渴的消渴证。

【心得】本节指出上消、中消的脉证。上消脉象为寸口脉浮而迟，中消脉象为跌阳脉浮而数，说明胃热为病。本节仲景未处方，本人认为，治上消可用炙甘草汤，治中消可用人参白虎汤加脾约丸，治膈消可用竹叶石膏汤去半夏加瓜蒌根。

巴蜀名医遗珍系列丛书

【原文】男子消渴，小便反多，以饮一斗，小便一斗，肾气丸主之。方见上。

【语译】男子患消渴病，小便反而增多，形成饮水一斗，小便亦一斗的症状，应用肾气丸主治。

【心得】本节指出下消的证治。消渴而小便反多，是因肾阳衰微所致。治则滋补肾阳。本人认为，用肾气丸加桂心、五味子、鹿角胶疗效较好。如小便清长，再加龟板胶控制尿量。

值得注意的是，临床所见，这类病不仅见于男子，女子也有，不过男子较多而已，故不可拘泥于"男子"二字。

【原文】脉浮，小便不利，微热消渴者，宜利小便发汗，五苓散主之。方见上。

【语译】脉浮、小便不利、发微热的消渴病人，治疗应利小便，发汗，可用五苓散主治。

【心得】本节指出表热夹水的消渴证的证治法。脉浮、微热、小便不利是诊断本病的主要根据。仲景处方五苓散，使利小便而发汗则病愈。

【原文】渴欲饮水，水入则吐者，名曰水逆，五苓散主之。

【语译】病人口渴想喝水，但喝水马上就吐，这种病叫作水逆。应用五苓散主治。

【心得】本节指出热邪夹饮的消渴证的治法。本证渴欲饮水，又内有水逆，故水入即吐，属消渴变证。仲景处方五苓散方，为对症治疗的有效方剂。

【原文】渴欲饮水不止者，文蛤散主之。

【语译】不断饮水而不能止渴的病人，应用文蛤散主治。

文蛤散方：

文蛤 120g。

上一味，杵为散，以沸汤 0.5L，和服方寸匕。

【心得】本节指出热渴不止的消渴证的治法。热渴饮水，水入而被热消，故渴不止。仲景处方文蛤散方，旨在以文蛤之寒咸，除热润下，行水退火。赵以德说：“《本草》载文蛤能治浮肿，利膀胱下小便，内外之水，皆可用之，味咸性冷，可润下行水退火。”特录于此以供参考。

【原文】淋之为病，小便如粟状^①，小腹弦急^②，痛引脐中。

【词释】

①小便如粟状：小便色白如米屑形，淋沥而出。

②弦急：即拘急。

【语译】淋病的症状是病人小便色白如米屑形，淋沥而出，小腹拘急而痛，痛时牵引脐中。

【心得】淋病有石淋、血淋、膏淋、气淋、劳淋五淋之分，病因都为肾虚、膀胱湿热而起。本节条文指出小便如粟状，就是石淋。治则以疏达瘀滞、温通肾阳、清理膀胱为主。

【原文】趺阳脉数，胃中有热，即消谷引食，大便必坚，小便即数。

【语译】胃脉数，证明胃中有热。胃中热则消谷善食，大便一定坚硬，小便一定频数。

【心得】本节指出中消脉证。本节和第二节下半段略同，可以合参。

【原文】淋家不可发汗，发汗则必便血。

【语译】淋病的患者不能用发汗法来治疗，如误用汗法，必使小便出血。

【心得】本节指出淋病治疗的禁忌。淋病应用清热养阴化温之品治疗，不可用温燥的发汗药，否则迫血妄行，必然引起小便出血。

【原文】小便不利者，有水气，其人苦渴，瓜蒌瞿麦丸主之。

【语译】因有水气而小便不利的病人，一定口渴得厉害，应用瓜蒌瞿麦丸主治。

瓜蒌瞿麦丸方：

瓜蒌根 60g，茯苓 90g，山药 90g，附子（炮）1 枚，瞿麦 30g。

上五味，末之，炼蜜丸梧子大，饮服 3 丸，日三服；不知，增至七八丸，以小便利，腹中温为知。

【心得】本节指出上热下寒、小便不利的证治。治则宜化气、利水、润燥。仲景处方瓜蒌瞿麦丸方，以瓜蒌、山药除热生津，附子益阳，茯苓、瞿麦行水气。本方寒润辛温同用，是上热下寒必和其中的治法。

【原文】小便不利，蒲灰①散主之；滑石白鱼②散，茯苓戎盐汤并主之。

【词释】

①蒲灰：指蒲席烧成的灰。

②白鱼：即《本草》所载的衣鱼，能利小便。

【语译】小便不利的病人，可用蒲灰散或滑石白鱼散、茯苓戎盐汤主治。

蒲灰散方：

蒲灰 2.1g，滑石 0.9g。

上二味，杵为散，饮服方寸匕，日三服。

滑石白鱼散方：

滑石 0.6g，乱发（烧）0.6g，白鱼 0.6g。

上三味，杵为散，饮服方寸匕，日三服。

茯苓戎盐汤方：

茯苓 250g，白术 60g，戎盐弹丸大 1 枚。

上三味，先将茯苓、白术煎成，入戎盐再煎，分温三服。

【心得】本节指出同一小便不利的证候的辨证施治。小便不利原因很多，见症亦各有异，治法也就不同。如蒲灰散主渗湿利水，宜用于湿热蕴结下焦引起小便不通的证候。滑石白鱼散主滋阴利水，宜用于阴虚热盛胃气不足者。戎盐即青盐，有咸寒润下渗利作用；茯苓渗湿；白术化湿。茯苓戎盐汤主益肾健脾化湿，宜用于口不渴、腹胀满、湿郁于下的小便不利患者。

【原文】渴欲饮水，口干舌燥者，白虎加人参汤主之。方见中暍篇。

【语译】口干舌燥想饮水的病人，应用白虎加人参汤主治。

【心得】本节指出肺胃热盛的消渴证治。本证的特征，是口干舌燥，渴欲饮水，属上消证候。仲景处方白虎加人参汤，用以清肺胃之热而生津止渴。本人认为，必须是有脉大、自汗、烦渴引饮症状的病人，才可用本方。

【原文】脉浮发热，渴欲饮水，小便不利，猪苓汤主之。

【语译】病人脉浮发热，口渴想饮水，而又兼有小便不利的症状，应用猪苓汤主治。

猪苓汤方：

猪苓（去皮）30g，茯苓 30g，阿胶 30g，滑石 30g，泽泻 30g。

上五味，以水 4L，先煮四味，取 2L，去渣，内胶烊消，温服 0.7L，日三服。

【心得】本节指出水热相结合的消渴证治。本节所指出的证候，不但水与热结，同时伤阴劫津。仲景处方猪苓汤，以泄热利水兼津润养阴。

【结语】本章论述了消渴、淋病、小便不利 3 种泌尿系统疾病。

消渴证的特征，是患者多饮、多食、多尿、消瘦、小便甜。《内经》有"心移热于肺传为膈消""瘅成为消中""肾热病苦渴数饮身热"的记载。本篇的论述，就是在《内经》的基础上进一步发展起来的。后人又根据这一理论发展为三消：以热在上焦，而能饮善渴的，为上消；热在中焦，而能食善饥的，为中消；热在下焦，而能饮溲多的，为下消。消渴证的治则为：热者清热，虚者补虚，寒热夹杂者为清热湿寒补虚，小便不利者利小便，大便燥结者润其大便。根据本人治验，治疗消渴证用如下处方，有较好的疗效。

1. 治疗上消

处方：加减一贯煎：沙参 9g，生地黄 12g，川贝 9g，石斛 12g，鲜竹叶 30 片，知母 10g，柴胡 9g，白芍 9g。

2. 治疗中消

处方：沙参 9g，生地黄 12g，川贝 9g，天冬 9g，麦冬 9g，玄参 9g，玉竹 9g，砂仁 6g，蔻仁 6g，石斛 12g。

3. 治疗下消

处方：沙参 9g，生地黄 12g，川贝 9g，生龟板 30g，桑螵蛸 9g，金樱子 30g，女贞子 24g，旱莲草 24g，石斛 12g。

另外，治疗上、中、下三消，除服药外，同时需采用食物疗法。

兽肉代米麦法：每日吃兽肉 250g（最好是兔肉，因兔肉脂肪少，蛋白质高，含糖分较少），只吃米麦 125g。

本篇中治疗小便不利的处方，如五苓散、猪苓汤、瓜蒌瞿麦丸、滑石白鱼散等，都是比较有效的方剂。淋病虽未处方，但所有小便不利诸方，对淋病亦可斟酌使用。

第十四篇 水气病脉证并治

【原文】师曰：病有风水、有皮水、有正水、有石水、有黄汗。风水其脉自浮，外证骨节疼痛，恶风；皮水其脉亦浮，外证胕肿[①]，按之没指，不恶风，其腹如鼓，不渴，当发其汗。正水其脉沉迟，外证自喘；石水其脉自沉，外证腹满不喘。黄汗其脉沉迟，身发热，胸满，四肢头面肿，久不愈，必致痈脓。

【词释】

①胕肿：胕与肤通，胕肿即皮肤浮肿。《素问·水热穴论》云："上下溢于皮肤，故为胕肿。胕肿者，聚水而成病也。"

【语译】老师说：水气病分风水、皮水、正水、石水、黄汗五类。风水病人脉浮，症状有骨节疼痛，恶风。皮水病人也是脉搏浮，症状有全身皮肤虚肿，按之陷指，不恶风，肚子肿得像鼓一样，口不渴，应当用发汗法治疗。正水病人脉沉迟，症状有气喘呼吸不畅。石水病人脉沉，症状有腹胀满，但不气喘。黄汗病人脉沉迟，身体发热，胸部胀满，四肢头面都出现虚肿，如果日久不愈，必然因热气过盛并发痈脓。

【心得】本节总论水气病五种类型的脉证，并提出风水及皮水的辨证和治疗原则。最后，论述黄汗病的脉证和转归。

水气病的形成，与脾、肺、肾三脏的关系最密切。脾阳虚，则不能运化水湿，也不能克制肾水；肺气虚或肺气不宣，则不能通调水道下输膀胱；肾主五液而施气化，肾阳虚不能化气，则水气不行。三脏之中，尤以肾为最重要，固肾又为胃之关，关门不利，即聚水而成本病。

风水和皮水，是水气在表，因而外证均有浮肿，但风水有汗，皮水无汗，这是二者的辨别要点。石水和正水是水气在里，里证都有腹满。经中不提风水有浮肿，正水有腹满，这都是省笔法。

黄汗以汗色如黄柏汁而得名。但汗黄而身不黄，与黄疸病不同；又

巴蜀名医遗珍系列丛书

身虽肿而皮肤不黄，与里水一身面目黄肿黄汗者相异。本证如久久不愈，则湿盛阳痹，营郁生热，湿热蕴结于里，可成痈脓。

【原文】脉浮而洪，浮则为风，洪则为气，风气相搏，风强则为隐疹①，身体为痒，痒为泄风②，久为痂癞③；气强则为水，难以俛④仰。风气相击，身体洪肿，汗出乃愈。恶风则虚，此为风水；不恶风者，小便通利，上焦有寒，其口多涎，此为黄汗。

【词释】

①隐疹：即瘾疹，指皮肤上发出的风疹。

②泄风：身体痒，是风邪外出的现象，所以称为泄风。《医宗金鉴》说："泄风即今之风燥疮是也。"可做参考。

③痂癞：指疥疮类的皮肤病，因搔抓而结痂。

④俛：同"俯"。

【词译】病人脉象浮而洪，浮为受风，洪为气盛，这是风与气两相搏击的现象。若风强于气，发展下去，风邪就侵于血分，而发为瘾疹，使身体作痒。痒是风邪向外透达的表现，称为泄风，病久不愈，便成为疥疮类的皮肤病。若气强于风，发展下去就气化为水，使人难以俯仰。若风与气纠结不散，发展下去，病人便会全身肿胀，直到汗出才能病愈。有这种症状的病人，如恶风说明皮表阳虚，这就是风水病。如病人不恶风，小便通利，但上焦有寒，口中涎沫多，这就是黄汗病。

【心得】本节指出了脉象浮洪的风气病人可能会出现的几种疾病。

脉浮为风邪，脉洪为气盛，浮而兼洪，说明风气相搏，病情发展就随双方势力不同而向不同方向转归。风强气弱，风邪侵入血分，就会出现瘾疹，久了甚至会发展为痂癞；气强风弱，就会出现水肿，发展为里水；风气势均力敌，纠结不散，发展下去，表虚就会成风水病，表不虚而上焦有寒的，就成黄汗病。

【原文】寸口脉沉滑者，中有水气，面目肿大，有热，名曰风水。视人之目裹①上微拥②，如蚕新卧起状③，其颈脉④动，时时咳，按其手足上，陷而不起者，风水。

【词释】

①目裹：《灵枢》作"目窠"，即眼泡。

②微拥：微肿。

③如蚕新卧起状：病人眼眶上微微隆起，像睡眠后刚起来的样子。

④颈脉：指人迎脉，在结喉两旁。

【语译】寸口脉沉滑的病人，体内有水气，面目肿大，身上发热，这还叫作风水病。病人两眼泡微肿，常常像睡眠后刚起来的样子。颈前结喉两旁的脉管有明显的跳动，时常咳嗽，按按手足，凹陷不起，这也是风水病。

【心得】本节指出风水病发展到最严重阶段的脉证。风水初起，因有外邪，脉必自浮。如进一步发展，水与热相搏，则脉变浮洪。再进一步发展则肿势渐剧，脉转沉滑。如见到病人眼泡微肿，"颈脉动，时时咳"，这是水气上壅和水渍入肺的表现，如重按病人手足，凹陷不起，这说明风水病还在发展，应抓紧治疗。

【原文】太阳病，脉浮而紧，法当骨节疼痛，反不疼，身体反重而酸，其人不渴，汗出则愈，此为风水。恶寒者，此为极虚发汗得之。

巴蜀名医遗珍系列丛书

渴而不恶寒者，此为皮水。

身肿而冷，状如周痹[①]，胸中窒，不能食，反聚痛，暮躁不得眠，此为黄汗。

痛在骨节，咳而喘，不渴者，此为脾胀[②]，其状如肿，发汗则愈。

然诸病此者，渴而下利，小便数者，皆不可发汗。

【词释】

①周痹：周身麻痹。也指病在血脉中上下游走，周身都疼痛。

②脾胀："脾"字，注家多谓系"肺"字之讹。

【语译】 太阳病，病人脉象浮而紧，应当骨节疼痛，现在反不疼，而感到身体酸重，口不发渴，汗出就痊愈，这是风水病。如病人感到恶寒的，是表阳虚极，汗出太过所致。

如病人口中发渴而不恶寒的，这是皮水病。

如病人身体肿胀而冷，外形像周痹，胸中闷塞不能进食，反有内热壅聚而作疼痛，到晚间便烦躁不得安眠，这是黄汗病。

如病人关节部位疼痛，咳嗽喘闷，不发口渴，身形如肿的，这是水寒侵肺，气攻于表的肺胀病，发汗解表便能病愈。

凡患以上种种病的病人，如果口渴而且泄泻，又加小便频数的，因津液已经受伤，就不可再用发汗法治疗了。

【心得】 本节再论风水病的变证，并指出黄汗、风水、皮水和肺胀的特点及治疗中应注意之处。

黄汗、风水、皮水、肺胀等病的治疗，都应首先辨别虚实。举风水为例：如脉浮紧，身重而痰，骨节不疼，口不渴，属表实，可用汗法去风除水湿。如脉浮身重，汗出恶风，属表虚，就不能用汗法，否则病会加重。应用除湿固表的防己黄芪汤，兼见腹痛者，加芍药；水气较盛者，加五皮饮，才有显效。

【原文】里水^①者，一身面目黄肿，其脉沉，小便不利，故令病水。假如小便自利，此亡津液，故令渴也。越婢加术汤主之。方见中风。

【词释】

①里水：《脉经》《外台》均作皮水。

【语译】患皮水的病人，一身面目色黄而肿，脉象沉，这是由于小便不利，水停外溢所致。如果既有前证，又有小便自利，这是津液内耗，所以令人发渴。应用越婢加术汤主治。

【心得】本节指出皮水有内热的证治。仲景处方越婢加术汤，以麻黄助其阳而消其阴霾之气，白术去郁蒸之湿热，石膏清热，石膏合麻黄使麻黄之温燥性减，里证可除，津液易于恢复。本方为有效方剂。尤在泾说："越婢散肌表之水，白术起生津之用。"这是有道理的。

【原文】趺阳脉当伏，今反紧，本自有寒，疝瘕，腹中痛，医反下之，下之即胸满短气。

【语译】水气病人趺阳脉应沉伏，现在反而见紧象，这是病人旧有中寒、疝瘕、腹痛等症状。如医生不知用温药治疗，反用攻下药，这就会使中阳更虚，寒水上泛，必然会出现胸部满闷和气息不足的症状。

【心得】本书指出水病患者误治转归一例。

趺阳是胃脉，胃属中土。而水气病正是土衰水盛的结果。所以，水病患者，趺阳脉应当沉伏。若不伏而反见紧象，这就是患者旧有中寒、疝瘕、腹痛等宿疾所影响的结果。医家临床，如不细参各种脉证，通达权变，就必然为假象所惑而误治，造成不良后果。

【原文】趺阳脉当伏，今反数，本自有热，消谷，小便数，今反不利，此欲作水。

【语译】水气病患者，趺阳脉应沉伏，若不见伏而反见数的，这是病人旧有内热。有内热者，当有消谷、善饥和小便频数等症状，今反见小便不利，这说明水无去路，是水病要恶化的征兆。

【心得】本节说明水气病恶化的一种预兆。这种预兆亦与患者旧有宿疾引起的脉象假象有关，临床如不细加审辨，同样会引起误诊误治。

【原文】寸口脉浮而迟，浮脉则热，迟脉则潜，热潜相搏①，名曰沉。趺阳脉浮而数，浮脉即热，数脉即止，热止相搏，名曰伏。沉伏相搏，名曰水。沉则脉络虚，伏则小便难，虚难相搏，水走皮肤，即为水矣。

【词释】

①相搏：在《脉经》《金匮悬解》《金匮论注》中，均作"相搏"。

【语译】寸口脉浮而迟，浮脉表明有热，迟脉表明潜藏。潜与热相互搏结，则热内伏而不外达，名叫沉。趺阳为胃脉，趺阳脉浮而数，浮脉表明有热，数脉即止，热止相搏，热止于下，留于内而不行于外，名叫伏。沉伏相搏，名叫水。沉则络脉空虚。伏就使病人小便难，虚难相搏，水不能循常道运行，则浸淫于皮肤肌肉之间，就成为水肿病了。

【心得】本节从脉象变化说明水热互结，可以形成水气病。水与热相搏，则水每因之停留，同时又因热留于内，则气不外行，而经脉空虚，热止于中，则阳气不化而小便难，水不能循常道运行，则浸淫于皮肤肌肉间，成为水肿病。

【原文】寸口脉弦则紧，弦则卫气不行，即恶寒，水不沾流，走于肠间。

少阴脉紧而沉，紧则为痛，沉则为水，小便即难。

【语译】寸口脉弦而紧，弦是卫气不能外达，所以恶寒。卫气不行，运化失职，水既不能走于皮肤，只走肠间，再泛滥于肌腠和肢体即成为水气。

少阴脉为肾脉，少阴脉紧而沉，紧则寒邪凝滞而痛，沉是水盛阳衰，不能行水化水，所以小便困难。

【心得】本节指出卫阳和肾阴衰减形成的水气病。脉弦而紧，说明寒气外来，阳气被抑制，所以不能运化水分，即形成水气病。

【原文】脉得诸沉，当责有水，身体肿重，水病脉出①者，死。

【词释】

①脉出：指脉暴出而无根，上有而下绝无。

【语译】沉是阴盛的脉象，水性属阴，所以见到沉脉，就可知是水气病。病人有肿胀和全身沉重的症状，如脉象反暴出而无根，上有而下绝无，这是元气脱绝的死证。

【心得】本节指出水气病的共同脉象和预后。水气病人水留腠理，营卫之气被水所遏，故脉沉。但阴寒内盛等病也见沉脉，所以不能单凭脉象，还要结合其他症状才能确诊。水气病人突然出现浮而无根的脉象，为脉证相反，预后多不良。

巴蜀名医遗珍系列丛书

【原文】夫水病人，目下有卧蚕，面目鲜泽，脉伏，其人消渴。病水腹大，小便不利，其脉沉绝者，有水，可下之。

【语译】有水气病的人，下眼睑微肿，像有卧蚕一样，面目的颜色也很光亮润泽，脉象见伏，口渴多饮。凡是水病患者，腹部胀大，小便不利，脉象又沉绝如无的，这是水邪在里，可用利水剂下之。

【心得】本节指出水气病可用下法治疗的脉证。如病人有脉沉，小便不利，兼见停水，说明肾阳将绝，宜急下存阳，犹伤寒少阴证证急下存阴之义。宜用大黄附子细辛汤。如脉象沉绝，应同时攻下和温助肾阳的药物。有些医家认为应用十枣汤，本人认为此方攻力太峻，不宜采用。

【原文】问曰：病下利①后，渴饮水，小便不利，腹满因肿者，何也？答曰：此法当病水，若小便自利及汗出者，自当愈。

【词释】

①下利：指泄泻、痢疾等泻下病。

【语译】同：病人患了泄泻、痢疾等泻下病后，口渴饮水，小便不通利，腹部胀满而周身发肿的，这是什么道理呢？回答说，这是要发生水肿病的征象。如果脾阳恢复小便通利，或能出汗，是水自出路，便会不治而自愈。

【心得】本节指出患泄泻、痢疾后，因阴阳俱伤而引起水肿病的证治。治疗目的要达到小便自利，汗出自然，使全身水气外泄而病愈。处方可用肾气丸文蛤散合剂。

【原文】心水者，其身重而少气。不得卧，烦而躁，其人阴肿。

【语译】心水病人，有身体重滞而且呼吸短促，烦躁不安，不能安卧，阴囊肿大等症状。

【心得】本节指出心有病而引起水肿的症状。心，指心包络。心包络属厥阴，厥阴经脉循阴器，因而病人有阴肿症状。

【原文】肝水者，其腹大，不能自转侧，胁下腹痛，时时津液微生，小便续通。

【语译】肝水病人，有腹部胀大，身体不能转侧，胁腹胀痛，津液微生，小便续通等症状。

【心得】本节指出肝有病而引起水肿的症状。这一症状，是肝脏功能受损所引起的水肿特征。肝属厥阴之脏，厥阴之气冲逆，水邪随之上下，故小便和津液不竭不断。

【原文】肺水者，其身肿，小便难，时时鸭溏。

【语译】肺水病人，有身体浮肿、小便困难、大便如鸭溏状等症状。

【心得】本节指出肺有病而引起水肿的症状。因肺主气化，肺受水邪则无以运化其水，因而身肿，小便难，大便溏。

【原文】脾水者，其腹大，四肢苦重，津液不生，但苦少气，小便难。

【语译】脾水病人，有腹部胀大，四肢重滞，津液缺乏，气息不足，小便困难等症状。

【心得】本节指出脾有病而引起水肿的症状。脾受水湿，失去正常运化功能，水湿聚腹及四肢，势必腹大，四肢苦重。

巴蜀名医遗珍系列丛书

【原文】肾水者，其腹大，脐肿腰痛，不得溺，阴下湿如牛鼻上汗，其足逆冷，面反瘦。

【语译】肾水病人，有腹部肿大，脐部肿，腰痛，不得小便，前阴部湿润像牛鼻子上的汗，足部发冷，面部反而消瘦等症状。

【心得】本节指出肾有病而引起水肿的症状。因脐属少阴，肾病水则脐肿；腰为肾府，水肿必显腰痛。五脏以肾为本，肾病则五脏之气血不能营养面部，故面反瘦，这与风水、皮水的面目浮肿不同，可作鉴别。

以上五节，说明五脏病都能导致水肿。因此，临床时如察其致病之脏，给以辨证治疗，可收事半功倍之效。

【原文】师曰：诸有水者，腰以下肿，当利小便；腰以上肿，当发汗乃愈。

【语译】老师说：凡是有水气病的人，腰部以下肿的，是水气在下，应当利其小便，使水气从小便排出。腰部以上肿的，是水气在外，应当发汗，使水气从汗排出，其病自愈。

【心得】本节指出水肿病治疗的一般原则，为治水的总纲。凡治水气病，腰以下肿利小便，腰以上肿发汗。这里所提出的治疗原则，对临床实践有很大的指导价值，但不能代替水肿病治疗的具体方法。临床时应视病人的具体情况，灵活运用，才能取得显著疗效。

【原文】寸口脉沉而迟，沉则为水，迟则为寒，寒水相搏。趺阳脉伏，水谷不化，脾气衰则鹜溏①，胃气衰则身肿。少阳②脉卑③，少阴脉细，男子则小便不利，女子则经水不通。经为血，血不利则为水，名曰血分。

【词释】

①鹜溏：与鸭溏同，即指所排泄的粪便像鸭屎一样，属于寒泄的一种。

②少阳：指和髎部位之脉。在上耳角根之前，鬓发之后，即耳门微前上方。

③脉卑：指脉按之沉而弱，表示营血不足。

【语译】寸口脉沉而迟，沉主有水，迟主有寒，寒水互相搏击，是阴衰水盛的表现。趺阳脉沉伏，消化失职，所以水谷不化，脾气衰弱则水粪杂下，排泄的粪便象鸭屎一样。胃气衰弱，则水行于表，使病人身体浮肿。少阳脉主候三焦之气，三焦主行水道，少阳脉沉而弱，表示营血不足，少阴脉细小，表示血少肾虚，所以男子就小便不利，女子就月经不通，经血不通则化为水，这样得的病，应属于血分。

【心得】本节指出肺寒阻遏胃肾及三焦失职形成水气的辨证。寸口脉主肺，沉脉主水，迟脉主寒，寒水相搏，见于寸口，说明肺阳被遏，气机衰减，就会出现水饮。趺阳为胃脉，趺阳脉伏不起，说明脾胃衰弱，水行逆阻而会出现水肿。少阳脉主三焦，少阳脉衰，则决渎失职，在男子则小便不利，水气阻遏膀胱而引起水肿。少阴主肾及胞宫，少阴脉细，则下焦虚寒，女子可以引起经水不通，阻碍了水气的运行，于是水液积聚而成为水肿。

【原文】问曰：病有血分水分，何也？师曰：经水前断，后病水，名曰血分，此病难治；先病水，后经水断，名曰水分，此病易治。何以故？去水，其经自下。

巴蜀名医遗珍系列丛书

【语译】问：血分病水分病有什么不同呢？老师说：女子月经先停，再得水病，名叫血分病，这种病难治。如先得水病，再停月经，名叫水分病，这种病容易医治。为什么呢？只要把水去掉，月经自然会来。

【心得】本节指出血分水分的证治。血分深而难通，血不通则水不行，故难治。水分浅而易行，水去则经自下，故易治。

【原文】问曰：病者苦水，面目身体四肢皆肿，小便不利。脉之，不言水，反言胸中痛，气上冲咽，状如炙肉①。当微咳喘，审如师言，其脉何类？

师曰：寸口脉沉而紧，沉为水，紧为寒，沉紧相搏，结在关元②，始时尚微，年盛③不觉，阳衰④之后，营卫相干⑤，阳损阴盛，结寒微动，肾气上冲，喉咽塞噎，胁下急痛。医以为留饮而大下之，气击不去，其病不除。复重吐之，胃家虚烦，咽燥欲饮水，小便不利，水谷不化，面目手足浮肿。又与葶苈丸下水，当时如小差，食饮过度，肿复如前，胸胁苦痛，象若奔豚，其水扬溢，则浮咳喘逆。当先攻击冲气，令止，乃治咳；咳止，其喘自差。先治新病，病当在后。

【词释】

①状如炙肉：形状像烤肉一样。

②关元：任脉穴，在脐下三寸。

③年盛：指年壮、年青之时。

④阳衰：女子五七、男子六八阳明脉衰。

⑤营卫相干：营卫不相和谐。

【语译】问：病人患水气病，面目身体四肢都浮肿，小便不利，按脉诊察时，病人不说有水病，反说胸中痛，有气上冲至咽部，像有炙肉梗塞着一样。老师你认为这是冲气上逆的表现，应当微微咳嗽和气喘，症状和老师说的相符合，在脉象上怎样能诊察出来呢？老师说：寸口脉沉而紧，沉是水，紧是寒，水寒相结，起初是从下焦（关元）开始，病势还很轻微。在壮年时体力壮实，也没有什么感觉，及至老年阳衰，营卫已虚，阴气渐盛，下焦之水寒逐渐活动，与肾中阴寒之气相并而上，冲至咽喉，则气不通利，并牵制两胁拘急作痛。医家不知这是冲气上逆的寒水为患，以为是留饮，误用攻下，结果正气被其所伤，因而冲气不止。又认为病邪不除，是病在上焦，又重用吐剂，损伤胃气，因而出现气虚烦闷，喉中干燥意欲喝水，小便不通利，饮食不消化和手足面目都见浮肿等症状。医生又用葶苈丸下之，当时因水泄后，病势略减，一遇饮食过量时，便肿复如前，胸胁感到疼痛，形如奔豚一样，水气上逆则咳嗽喘急。这种病应当先治其冲气，冲气止后，再治其咳嗽，咳嗽止后，喘急也能自除。总之，要先治新病，后治旧病，这才是正确的治疗步骤。

【心得】本节举例说明治疗水气病必须先辨明症状，并遵循先后缓急的原则，本病是先有积水，继而冲气，复因误用吐下而浮肿咳喘。因此，处理方法必须辨别先后缓急。由于冲气为急，故先治其冲气，待冲气平后，再治其咳，咳止，喘息自减，最后治疗腹水本病。此即"先治新病，后治痼疾"之意。

【原文】风水，脉浮身重，汗出恶风者，防己黄芪汤主之，腹痛者加芍药。

【语译】风水病人，有脉浮身重、汗出、怕风等症状的，应用防己黄芪汤主治。如兼有腹痛，在防己黄芪汤中加芍药。

巴蜀名医遗珍系列丛书

防己黄芪汤方：方见湿病中。

【心得】本节指出风水表虚的证治。仲景处方防己黄芪汤。本人认为，治疗本病也可用桂枝汤。

【原文】风水恶风，一身悉肿，脉浮而渴，续自汗出，无大热，越婢汤主之。

【语译】风水病人有怕风，一身尽浮肿，脉浮，口渴，一直自汗出，没有高热等症状的，应用越婢汤主治。

越婢汤方：

麻黄 180g，石膏 250g，生姜 90g，甘草 60g，大枣 15 枚。

上五味，以水 6L，先煮麻黄，去上沫，内诸药，煮取 3L，分温三服。恶风者加附子 1 枚，炮。风水加术 120g。

【心得】本节指出风水内热的证治。仲景处方越婢汤，内助脾阳，外开皮毛腠理，使风水随汗而解。本人认为此方有效，但需调理巩固。

【原文】皮水为病，四肢肿，水气在皮肤中，四肢聂聂动①者，防己茯苓汤主之。

【词释】

①聂聂动：形容肌肉牵动的样子。"聂聂动"与动略同。《素问·平人气象论》说："平肺脉来，厌厌聂聂，如落榆荚。"

【语译】皮水病人四肢浮肿，水气溢于皮肤之中，四肢肌肉牵动的，应用防己茯苓汤主治。

防己茯苓汤方：

防己 90g，黄芪 90g，桂枝 90g，茯苓 180g，甘草 60g。

上五味，以水 6L，煮取 2L，分温三服。

【心得】皮水病人四肢浮肿，肌肉颤动，是水气流散在皮肤中，阻遏卫气所致。仲景处方防己茯苓汤，防己、茯苓善除水气，桂枝合黄芪、甘草更能行表气，以促进防己、茯苓行水之功效。

【原文】里水^①，越婢加术汤主之，甘草麻黄汤亦主之。

【词释】

①里水：《脉经》《外台》俱作皮水。《脉经》注"一云：皮水"，可知里水即为皮水。

【语译】里水病，可根据不同病情或用越婢加术汤主治，或用甘草麻黄汤主治。

越婢加术汤方：方见上。于方内加白术 120g，又见中风中。

甘草麻黄汤方：

甘草 60g，麻黄 120g。

上二味，以水 5L，先煮麻黄，去上沫，内甘草，煮取 3L，温服 1L，重覆汗出，不汗，再服。慎风寒。

【心得】里水主要症状，是一身和面目浮肿，脉沉，小便不利。仲景处方越婢加术汤，使里水兼内热的病人，水湿里热悉从汗解。如无内热，寒气内凝无汗的病人，宜用甘草麻黄汤。

【原文】水之为病，其脉沉小，属少阴；浮者为风。无水虚胀者，为气。水发其汗即已，脉沉者宜麻黄附子汤；浮者宜杏子汤。

【语译】患水气病的，脉象沉而小，表明少阴肾有病。脉浮的，表明有风邪。无水而虚胀的不是水气病，而是气分病。水气病发汗，便能治好。脉沉的应用麻黄附子汤主治，脉浮的应用杏子汤主治。

麻黄附子汤方：

麻黄 90g，甘草 60g，附子（炮）1 枚。

上三味，以水 7L，先煮麻黄，去上沫，内诸药，煮取 2.5L，温服 2.4g，日三服。

杏子汤方：方未见。

【心得】本节指出正水和风水的不同治法。水肿病人，脉沉为阴邪在里，属少阴正水；脉浮与肺有关，属风水。两者均可用汗法治疗。至于无水肿而虚胀属气虚，不可用汗法。正水脉沉，用麻黄附子汤，旨在温经发汗，兼顾肾阳。风水脉浮，用杏子汤，旨在祛风除水。

【原文】厥而皮水者，蒲灰散主之。方见消渴中。

【语译】皮水病人手足厥冷，应用蒲灰散主治。

【心得】本节指出皮水并发厥证的治法。皮水病人四肢厥冷，是水邪阻遏，阳气不行于四肢的表现。仲景处方蒲灰散，以蒲灰、滑石清湿热，蒲灰入膀胱以复造化自然之效，使小便得利，水既行则厥即中止。

【原文】问曰：黄汗之为病，身体肿（一作重）。发热汗出而渴，状如风水，汗沾衣，色正黄如柏汁，脉自沉，何从得之？师曰：以汗出入水中浴，水从汗孔入得之，宜芪芍桂酒汤主之。

【语译】问：黄汗这种病，病人身体浮肿，发热出汗而口渴，症状好像是风水。但这种病出黄汗，能沾染衣服，汗的颜色像黄柏汁一样，病人脉象沉，这病是怎样得的呢？老师说：这是在出汗时，到冷水中去洗浴，寒水从汗孔渗入皮内而得的，应用芪芍桂酒汤主治。

芪芍桂酒①汤方：

黄芪 150g，芍药 90g，桂枝 90g。

上三味，以苦酒 1L，水 7L，相和，煮取 3L，温服 1L，当心烦，服至六七日乃解。若心烦不止者，以苦酒阻故也。

【附方词释】

①苦酒：醋。

【心得】本节指出黄汗的成因和治法。仲景处方芪芍桂酒汤，用黄芪、桂枝解肌固表，芍药、苦酒和营，同时引桂枝入营分，以驱逐水湿，共起通阳敛阴、助阳散邪，以发郁阻之湿的作用。

【原文】黄汗之病，两胫自冷；假令发热，此属历节。食已汗出，又身常暮卧盗汗出者，此劳气也。若汗出已，反发热者，久久其身必甲错；发热不止者，必生恶疮。

若身重，汗出已辄轻者，久久必身瞤①，即胸中痛，又从腰以上必汗出，下无汗，腰髋弛痛，如有物在皮中状，剧者不能食，身疼重，烦躁，小便不利，此为黄汗，桂枝加黄芪汤主之。

【词释】

①身瞤：周身筋肉跳动。

【语译】黄汗病人的两个小腿发凉。如果两腿发热，就属于历节病了。饭后出汗，晚间也常盗汗，这种病是营气内虚，属于虚劳。如果汗出后，反而发热的，是内热不能因汗而解，日久病人必然肌肤枯槁，长期发热不止的，一定生恶疮。如果身体重滞，每逢汗出后觉轻的，日久必筋肉牵动，牵动时连及胸部作痛。同时自腰以上必有汗，以下无汗，腰髋部酸软无力和疼痛，皮内好像有虫爬行一样，严重的，病人甚至不能吃饭，身体重滞作痛，烦躁，小便不能利，这就是黄汗病。应用桂枝加黄芪汤主治。

桂枝加黄芪汤方：

桂枝 90g，芍药 90g，甘草 60g，生姜 90g，大枣 12 枚，黄芪 60g。

上六味，以水 8L，煮取 3L，温服 1L，须臾饮热稀粥 1L 余，以助药力，温服取微汗，若不汗，更服。

【心得】本节论述黄汗病与历节病、劳气病的鉴别及其转归。黄汗病与历节病的区别，在于黄汗病身有热，两胫冷；历节病全身发热，两胫亦发热。黄汗病与劳气病的区别，黄汗随时汗出，汗多色黄；劳气病在食后汗出或盗汗，汗色不黄。黄汗病如发热长期不退，和外邪瘀毒相合，会生恶疮。仲景处方桂枝加黄芪汤。本人认为，如黄汗病仅见汗黄如柏汁者，以茵陈蒿汤加黄芪治疗，有较好的疗效。

【原文】师曰：寸口脉迟而涩，迟则为寒，涩则为血不足。趺阳脉微而迟，微则为气，迟则为寒。寒气不足，则手足逆冷；手足逆冷，则营卫不利；营卫不利，则腹满肠鸣相逐①；气转膀胱，营卫俱劳，阳气不通即身冷，阴气不通即骨疼，阳前通②则恶寒，阴前通则痹不仁；阴阳相得，其气乃行，大气③一转，其气乃散；实则失气，虚则遗溺，名曰气分。

【词释】

①相逐：不止的意思。

②前通：《说文》说："前，齐断也，俗作剪。"前通，即断绝流通的意思。

③大气：指膻中之宗气。

【语译】老师说：寸口的脉象迟而涩。迟是寒，涩是心血不足；跌阳脉微而迟，微是谷气不足，迟是脾胃有寒。有寒而又气不充足，手足就一定逆冷。手足逆冷，证明其营卫不能通利。而营卫不通利，势必腹部胀满，肠鸣响声相逐，寒气转入膀胱，使营卫都虚劳。阳气不能通行就使病人身冷。阳气不能流行，筋失濡养，病人就骨节疼痛。阳气前通，阴气无阳不能温煦肌表，病人便怕冷；阴气前通，阳气失阴，肌肉得不到滋养，便麻痹不仁。只有阴阳相得，营卫才能正常运厅。所以，胸中之宗气一流转，寒气就自然消散，实证则邪从后阴失气而消，虚证则邪随前阴遗尿而愈。这是属于气分病。

【心得】本节用寸口脉、跌阳脉合诊法，说明气分的病理机制。气分，是指水寒之气乘阳气之虚而病在气分的意思。寸口脉迟而涩，跌阳脉微而迟，说明病在气分。

【原文】气分，心下坚，大如盘，边如旋杯①，水饮所作，桂枝去芍药加麻辛附子汤主之。

【词释】

①旋杯：指圆杯。

【语译】寒气乘阳虚而结于气分，在心下部位，有坚硬病块如盘一样大，边缘像圆杯那样，这是水饮病发作的结果，应用桂枝去芍药加麻辛附子汤主治。

桂枝去芍药加麻辛附子汤方：

桂枝 90g，生姜 90g，甘草 60g，大枣 12 枚，麻黄 60g，细辛 60g，附子（炮）1 枚。

上七味，以水 7L，煮麻黄，去上沫，内诸药，煮取 2L，分温三服，

巴蜀名医遗珍系列丛书

当汗出，如虫行皮中，即愈。

【心得】本节指出气分病的一种治法。处方为桂枝去芍药加麻辛附子汤。仲景治气，不是直接助气，而是以辛散甘温之药以行阳化气，温煦营卫，发散寒邪而使病愈。

【原文】心下坚，大如盘，边如旋盘，水饮所作，枳术汤主之。

【语译】心下坚硬大如圆盘，这是由于水饮蓄积而成的，应用枳术汤主治。

枳术汤方：

枳实7枚，白术60g。

上二味，以水5L，煮取3L，分温三服，腹中软即当散也。

【心得】本节指出气分病的第2种治法。仲景处方枳术汤，旨在消坚除湿。

附方：

《外台》防己黄芪汤：治风水，脉浮为在表，其人或头汗出，表无他病，病者但下重，从腰以上为和，腰以下当肿及阴，难以屈伸。方见风湿中。

【结语】本章论述了水气病的病机、辨证和治疗。

水气是一种常见病。多因人体受到某种病邪影响，导致某一脏器机能失常，使体内水液潴留而成。病人往往浮肿。

本篇根据水肿病人在临床上表现的不同脉证和病因，提出了风水、皮水、正水、石水、黄汗等5种水气病的类型；继又根据水气病形成的内脏根源，论述了肝水、心水、脾水、肺水、肾水的临床特征。

本篇对水气病的治则，提出了下法、汗法。本人认为，治疗时应着重肺、脾、肾三脏，从以下 4 个方面进行：①开鬼门：指用发汗法宣肺消水。②洁净府：指一切通利大小便的方法。③实脾土：指一切培补脾胃的方法。④温肾阳：指一切补肾阳的方法。总之，治疗水气病，必须掌握辨证施治的精神，灵活运用，才能收到较好的效果。

巴蜀名医遗珍系列丛书

第十五篇 黄疸病脉证并治

【原文】寸口脉浮而缓，浮则为风，缓则为痹①，痹非中风，四肢苦烦，脾色②必黄，瘀热③以行。

【词释】

①痹：在这里有闭的意思，指风热闭藏于脾。

②脾色：疑是"皮色"之误。

③瘀热：蓄积的热。

【语译】寸口脉浮而缓，浮是风邪外袭的脉象，缓是湿热痹闭的脉象。但这种痹不是中风而得的风痹，而是由湿引起的。如感到四肢疲困，皮色必然发黄，这是湿热溢入血分，行于体表的缘故。

【心得】本节指出黄疸病的脉证和成因。寸口脉浮，表明有风热。寸口脉缓，表明有湿。湿热互结，熏蒸肌肉，必形成黄疸。

【原文】趺阳脉①紧而数，数则为热，热则消谷②，紧则为寒，食即为满。尺脉浮为伤肾，趺阳脉紧为伤脾。风寒相搏，食谷即眩，谷气不消，胃中苦浊③，浊气下流，小便不通，阴被其寒，热流膀胱，身体尽黄，名曰谷疸。

额上黑，微汗出，手足中热，薄暮即发④，膀胱急⑤，小便自利，名曰女劳疸；腹如水状不治。

心中懊侬⑥而热，不能食，时欲吐，名曰酒疸。

【词释】

①趺阳脉：脾胃脉。

②消谷：指能食善饥。

③苦浊：指湿热。下"浊气"同。

④薄暮即发：薄暮，天刚刚要黑的时候，指下午四五点钟。薄暮即

发，意即午后四五点钟发潮热。

⑤膀胱急：膀胱拘急，小腹胀满。

⑥懊忱：心中郁闷不宁。

【语译】趺阳脉紧而数，数为胃有热，胃热则食欲旺盛；紧为脾寒，脾寒则失健运功能，所以食后感觉胀满。尺脉以诊肾，肾脉见浮，浮则为风伤肾，趺阳脉见紧，是脾伤而生湿。风寒相搏，进食以后，不能及时消化，湿热停于胃中。湿热阻于上，则头目眩晕；流于下，则小便不畅，形成内脏湿盛。湿热流入膀胱，则全身上下尽成黄色，这种病叫作谷疸。

黑色见于额上，周身出微汗，手足心热，午后四五点钟发潮热，膀胱拘急，但小便仍然通利，这种病叫作女劳疸。如果出现腹部肿胀有如水状的，是不治之症。

心中郁闷不宁而又发热，不能进食，时时想吐，这种病叫作酒疸。

【心得】本节承上节说明黄疸的病理，又区分了谷疸（伤食）、女劳疸（房劳伤肾）、酒疸（伤酒）三种病的原因和主证。

形成黄疸的主要因素，是湿热内郁，胃热脾湿，湿热相合，就会引起黄疸病。

脾胃素有郁热，湿热相蒸不能消谷而发为黄疸的，就叫作谷疸。谷疸的主症为食即头眩，而关键在于小便不通。这是因为湿热不得从小便排出，所以必然熏蒸发黄。

房欲过度，肾阴素虚，湿热郁蒸发为黄疸的，就叫作女劳疸。女劳疸的主症为额上黑，手足心热，午后潮热，膀胱急，小便自利。据本人多年临床观察，女劳疸病人不只是额上黑，而且是在萎黄的面容中，齿龈、口唇、乳头、手掌纹线等处都明显出现黑色素沉着。女劳疸的临床表现，与现代医学所指的由肾上腺皮质功能减退而引起的阿迪森病的一种类型十分相似。这些病无论从中医角度或西医角度看，病因都在肾。

因嗜酒而湿热内盛，郁蒸而成黄疸的，叫作酒疸。酒疸的主症为心中郁闷不宁。《诸病源候论》说："虚劳之人，若饮酒多进谷少者，则胃内生热，因大醉当风入水，则身目发黄，心中懊侬。"这就说明了酒疸的成因。

仲景将黄疸分为谷疸、女劳疸、酒疸三种类型。本人认为，这种分类只是古代的一种分类方法，并不能概括现代已经发现的黄疸病的全部内容。后世医家将本病概括成阴黄和阳黄两类，本人极表同意。但更进一步认为，应以阴黄论黑疸，阳黄论黄疸，在辨证论治上分寒、热、虚、实，对证采用清热、利湿、温中、补虚等治则，方能奏效。

【原文】阳明病，脉迟者，食难用饱，饱则发烦头眩，小便必难，此欲作谷疸。虽下之，腹满如故，所以然者，脉迟故也。

【语译】患阳明病而脉见迟的，欲食而不能饱食。一旦饱食就心中烦闷，头眩，小便一定困难，这是将发作谷疸的先兆。虽然用下法，但照样腹满。所以会这样，是脉迟有寒的缘故。

【心得】本节指出谷疸寒湿证的证治。阳明病的脉象应该是数，现在反迟，说明内有虚寒。有寒不能消化水谷，所以不能饱食。如果饱食，就停滞不化而使人烦闷。浊气上升则头眩，浊气下流膀胱则小便难。这些症状虽和茵陈蒿汤证相似，但疾病本质已经改变，不是湿热发黄，而是寒湿发黄。病既属于虚寒，当然就应该温而不能下，下之不仅会增加胀满，甚至促使病情恶化。

【原文】夫病酒黄疸，必小便不利，其候心中热，足下热，是其证也。

【语译】患酒疸的病人，必小便不利，湿热熏蒸于上而为心中热，流于下而为足下热，这都是酒疸的主要证候。

【心得】本节指出酒疸病的症状。酒疸病人多有心中郁闷不宁的症状，病因为饮酒过度，湿热侵犯全身而成。后世医学称酒疸为营卫失调，现代医学称为自主神经紊乱。

【原文】酒黄疸者，或无热，靖言了了^①，腹满欲吐，鼻燥；其脉浮者先吐之，沉弦者先下之。

【词释】

①靖言了了：靖与"静"同。靖言了了，指语言不乱，神情安静。

【语译】酒疸病人，也有阳衰阴盛的，心中不觉热，因而语言不乱，神情安静，但腹部胀满想呕吐，鼻子干燥。如果病人脉浮，先用吐法治疗。如果病人脉沉弦，应先用下法治疗。

【心得】本节指出酒疸病变证的证治。脉浮说明邪在上，可用吐法。脉沉弦说明邪在里，可先用下法，这些都是因势利导的治疗方法。

【原文】酒疸，心中热，欲吐者，吐之愈。

【语译】酒疸病，心中发热，想吐的，吐了即可痊愈。

【心得】本节列举了一种因势利导以治疗酒疸的方法。"心中热，欲吐"，说明病势有向上的趋势。《素问·阴阳应象大论》说："在上者因而越之。"故采用吐法，一吐即快。

【原文】酒疸下之，久久为黑疸，目青面黑，心中如啖蒜齑状①，大便正黑，皮肤爪之不仁②。其脉浮弱，虽黑微黄，故知之。

【词释】

①心中如啖蒜齑状：胃中有灼热感，像吃了大蒜、齑一样。

②爪之不仁：搔抓皮肤，没有感觉。

【语译】酒疸病误下，久了就会变成黑疸，病人眼睛发青，面色发黑，胃中有灼热感，像吃了辛辣的蒜齑一样。大便变黑，皮肤也变得麻木，搔抓没有感觉。由于病人脉搏浮弱，颜色黑中微带黄色，所以知道这是酒疸的变证。

【心得】本节指出酒疸误下，经久转化为黑疸的脉证。酒疸误用下法，会损伤胃气，导致湿热乘虚瘀于血分，时间久了，就会变为黑疸。但致病的因由仍是酒，所以"心中懊侬"的症状仍然存在，同时，因病由酒疸误治而来，所以皮肤虽黑而仍带有黄色。根据抓住这些特点进行辨证，就能见微而知著。

【原文】师曰：病黄疸，发热，烦喘，胸满，口燥者，以病发时火劫其汗①，两热所得②。然黄家所得，从湿得之。一身尽发热而黄，肚热③，热在里，当下之。

【词释】

①火劫其汗：用艾灸、温针或熏法等火劫法发汗。

②两热所得：火与热相互搏结。

③肚热：腹中热。

【语译】老师说：黄疸病人有发热、心烦、气喘、胸部胀满、口干燥等症状的，是由于病初起时，误用艾灸、温针或熏法等火劫法发汗，使火与热相互搏结的结果。然而黄疸的形成，多得之于湿，湿热熏蒸，才能使一身发热色黄。腹部热的，可知热邪在里，应用下法治疗。

【心得】本节指出外感误用火劫而发黄疸的证治。病在太阳应该发汗，如用火劫法强迫发汗，火与热就相互搏结，瘀于血分，因而发为黄疸。治宜用下法。

【原文】脉沉，渴欲饮水，小便不利者，皆发黄。

【语译】病人脉沉，口渴想饮水，小便不通利的，必发黄疸。

【心得】本节指出湿热发黄的症状。脉沉主病在里，亦为湿热郁滞的反应。热郁于里，故口渴欲饮水，饮而小便不利，则湿热无由排泄，因而发生黄疸。

【原文】腹满，舌痿黄①，躁不得睡，属黄家。舌痿疑作身痿。

【词释】

①痿黄：即萎黄，指黄而不润泽。

【语译】腹部胀满，舌色渐黄而干枯，烦躁不得安睡，这种病人属于黄疸病人。

【心得】本节指出因寒湿发黄疸的症状。腹满是太阴（脾）寒湿证，是脾不运化所致。这里的腹满，是腹满而按之软，与实热腹满拒按者不同。躁不得睡，是湿郁于中，胃不和则卧不安。腹满而又黄色晦暗，属于阴黄，所以说属黄家。

【原文】黄疸之病，当以十八日为期，治之十日以上瘥，反剧，为难治。

【语译】黄是脾色，黄疸是脾病，脾寄旺于四时各十八天，所以黄疸病的转机，也以十八天为期。经过十天以上的治疗就应当好转，若不好转而反加重，就难治了。

【心得】本节指出黄疸病人应及早治疗。本人认为，当正气未衰之时，攻法、清法都可施用，不必拘泥条文中"以十八日为期"之说。

【原文】疸而渴者，其疸难治；疸而不渴者，其疸可治。发于阴部，其人必呕；阳部，其人振寒而发热也。

【语译】黄疸病人，口渴的，难治；不渴的，易治。发于脏腑之内的病人，必发呕吐；发于外部的病人，发抖怕冷而发热。

【心得】本节指出黄疸病表里轻重的鉴别。决定病轻重的症状是口渴与否。因黄疸病是湿热病，口渴说明病人疸虽成而湿热内留者仍多，故病重难治。不渴说明湿热尽越于外，里无余邪，故病轻可治，阴部指里，阳部指表，以呕为里证，振寒发热为表证。

【原文】谷疸之为病，寒热不食，食即头眩，心胸不安，久久发黄为谷疸。茵陈蒿汤主之。

【语译】谷疸病的症状是病人发寒热，不思饮食，勉强进食，就会头目眩晕，心胸烦满不安。时间久了，就皮色发黄。应用茵陈蒿汤主治。

茵陈蒿汤方：

茵陈蒿 180g，栀子 14 枚，大黄 60g。

上三味，以水 10L，先煮茵陈，减 6L，内二味，煮取 3L，去滓，分温三服。小便当利，尿如皂角汁状，色正赤。一宿腹减，黄从小便去也。

【心得】本节指出谷疸湿热证的证治。谷疸病因为湿热郁于阳明，因而营卫不利，发为寒热，渐至脾失健运，不思饮食。勉强进食，必助其热，浊气阻于上，必头晕目眩；湿热壅于中，必心中烦满，湿热郁积，熏蒸肌肉，时间久了，必皮色发黄而成疸。仲景处方茵陈蒿汤，以茵陈降热利尿，解郁热利湿，栀子苦寒除湿舒胸，大黄清除胃热而解腹满。这是对症治疗的有效方剂。

【原文】黄家日晡所发热，而反恶寒，此为女劳得之。膀胱急，少腹满，身尽黄，额上黑①，足下热，因作黑疸。其腹胀如水状，大便必黑，时溏，此女劳之病，非水也。腹满者，难治。硝石②矾石③散主之。

【词释】

①额上黑：额上黑色素沉着。《灵枢》说："肾病者，颧与颜黑。"

②硝石：据《本草纲目》载，即火硝。性味苦咸寒，入血分，可以消坚速降。

③矾石：即皂矾。性酸寒，能软坚胜温，有澄清瘀浊的功效。

【语译】黄疸病人，在午后四五点钟的时候，周身发热，好像邪入阳明，但阳明发热，不应当怕冷，今反有怕冷的现象，可知这就是房劳伤肾的女劳疸。热瘀下焦，膀胱受累感到拘急，小腹胀满，一身尽成黄色。肾邪见于庭部，就出现额上黑色素沉着。邪热下流涌泉，就出现脚下发热，形成黑疸病。如果病人腹胀如水肿病状，那么他的大便颜色一定是黑的，而且时时便溏，这是女劳疸病，并不是水肿病。如果病人腹部胀满，那就说明湿热郁甚，脾肾两败，气血俱伤，这就难治了。本病应用硝石矾石散主治。

硝石矾石散方：

硝石、矾石（烧）等分。

上二味，为散，以大麦粥汁和服方寸匕，日三服。病随大便去，小便正黄，大便正黑，是候也。

【心得】本节论述的是女劳疸兼有瘀血的兼证的证治。本篇二节中段所说的是女劳疸本证。本节指出的"少腹满""大便必黑，时溏"，是女劳疸夹瘀的特征。仲景将女劳疸分为肾虚、肾虚夹瘀两种类型，对后世有很大影响。

本人认为，女劳疸是黑疸病的一种类型，症状和现代医学所指的阿迪森病相似。黑疸病病因在肾。"肾主黑、肾为水脏""肾热者色黑而齿槁"。如肾阳虚损而使肾间动气不足，使命门真火大衰，出现脾肾阳虚型。如肾阴不足，虚火上炎，水火不济，肾水枯竭，致使水不涵木，肝阳偏亢，出现肝肾阴虚型。本人对症治疗如下：

脾肾阳虚型

治则：温补脾肾，佐以化瘀。

处方：河间地黄饮子合膈下逐瘀汤加减。

补气益血：党参 24～60g，鸡血藤 18g，生黄芪 60g，桑寄生 15g，菟丝子 15g，鹿角胶（冲服）15g。

温补脾肾：熟附片（先熬二小时）24～60g，巴戟 12g，续断 24g。

化瘀：地鳖虫 9g，补骨脂 12g，生蒲黄 9g。

关节痛：蜈蚣 2 条，乌梢蛇 9g。

健脾胃：砂仁 6g，蔻仁 6g，鸡内金 9g，生谷芽 24g。

腹胀：槟榔 6g，厚朴 6g。

夜尿多：桑螵蛸 9g，龟板 30g。

肝肾阴虚型

治则：滋肾柔肝，佐以化瘀。

处方：一贯煎合六神汤加减。

滋养肝肾；沙参 9g，细生地 12g，当归身 9g，枸杞 9g，炒川楝 9g，女贞子 24g，旱莲草 24g。

低热或手脚心热；地骨皮 9g，肥知母 9g，银柴胡 9g。

遗精盗汗：金樱子 24 ～ 60g。

胸胀乳胀：夏枯花 15g，薤白 12g，柴胡 9g。

肌肉掣动：蜈蚣 2 条，乌梢蛇 9g，全蝎 9g。

其余兼证，加减法同脾肾阳虚型。

由此可见，本人治疗黑疸，处方虽和仲景不同，但补虚化瘀和柔肝化瘀的治则，皆从《金匮》"硝石矾石散"清湿化瘀思想指导而来。

【**原文**】酒黄疸，心中懊恼或热痛，栀子大黄汤主之。

【**语译**】酒疸病人，心中烦闷不宁，或有热痛的感觉，应用栀子大黄汤主治。

栀子大黄汤方：

栀子 14 枚，大黄 30g，枳实 5 枚，淡豆豉 1L。

上四味，以水 6L，煮取 2L，分温三服。

【**心得**】本节指出酒疸的证治。酒疸是热积于胃，故心中烦闷不安，或有热痛的感觉。治法宜清胃部湿热。仲景处方栀子大黄汤，栀子味苦性寒，能清肠膈之间的湿热，枳实、大黄清胃去满，豆豉为消热轻清之品。本人临床经验，本方为对症治疗的有效方剂，但脾虚者不宜用。

【原文】诸病黄家，但利其小便；假令脉浮，当以汗解之，宜桂枝加黄芪汤主之。方见水气病中。

【语译】各种黄疸病，都应该以利小便为治疗正法。如果脉浮，就应当通过发汗以解表，用桂枝加黄芪汤主治。

【心得】凡是黄疸病，主要原因都是湿热内郁，所以通过利小便以排除病邪，这是正路。但如脉浮，表明兼有表邪而里热不甚，因此用桂枝加黄芪汤以和营卫，通过取微汗来促使病解更为妥当。

【原文】诸黄，猪膏发煎主之。

【语译】各种黄疸病，可用猪膏发煎主治。

猪膏发煎方：

猪膏250g，乱发如鸡子大3枚。

上二味，和膏中煎之，发消药成，分再服，病从小便出。

【心得】本节说的实际上是有燥热便结的黄疸病的治法。仲景处方猪膏发煎方，意在乱发味苦，能胜湿生血利小便，合猪膏而又能润结燥。本人临床经验，凡湿热郁蒸，津枯血燥，大便难者，都可用本方治疗。

【原文】黄疸病，茵陈五苓散主之。一本云：茵陈汤及五苓散并主之。

【语译】黄疸病，应用茵陈五苓散主治。

茵陈五苓散方：

茵陈蒿末3g，五苓散1.5g。（方见痰饮中）

上二物和，先饮服方寸匕，日三服。

【心得】本节说的实际上是湿重而内热不重的黄疸病的治法。茵陈五苓散散结热，利水湿，是对证的方剂。如内热较重而小便不利，选用栀子大黄汤，茵陈蒿汤等更为适当。

【原文】黄疸腹满，小便不利而赤，自汗出，此为表和里实，当下之，宜大黄硝石汤。

【语译】黄疸病腹部胀满，小便不利而色赤，喜欢自汗的，这是表和里实，应当用下法。用大黄硝石汤主治。

大黄硝石汤方：

大黄120g，黄柏120g，硝石120g，栀子15枚。

上四味，以水6L，煮取2L，去滓，内硝，更煮取1L，顿服。

【心得】本节指出热盛里实型的黄疸病证治。仲景处方大黄硝石汤，以大黄除满去实，硝石、黄柏、栀子散热解邪。药虽峻猛，但对表里俱实的症状有一定的疗效。

【原文】黄疸病，小便色不变，欲自利，腹满而喘，不可除热，热除必哕。哕者，小半夏汤主之。(方见痰饮中)

【语译】黄疸病人如有小便颜色不改变，大便溏，有下利趋势、腹满气喘等症状的，不可误认为实热证来除热。除热一定会发生呕逆。有了呕逆症状的，应用小半夏汤主治。

【心得】本节指出虚寒型黄疸病的证候及对误治的处理。

黄疸病腹满，小便不利而赤的，为里有实热。腹满而小便色不变，大便溏，有下利趋势，这就不是里实，而是中气虚寒。虚寒之证，如再误作里实而除热，势必使病人胃气更加虚损，发生呕吐。这时必须先温中降逆止呕，然后才能治黄疸。故用小半夏汤主治为宜。

【原文】诸黄，腹痛而呕者，宜柴胡汤。（必小柴胡汤，方见呕吐中。）

【语译】凡黄疸病，有腹痛、呕吐症状的，应当用柴胡汤主治。

【心得】本节指出肝邪犯胃所致的黄疸病的证治。黄疸病人，如见腹痛而呕的，是肝邪犯胃所致，故用小柴胡汤疏肝和胃以止痛呕。

【原文】男子黄，小便自利，当与虚劳小建中汤。（方见虚劳中）

【语译】男子发黄疸，而又小便自利的，应用小建中汤主治。

【心得】本节所指的症状，严格说来，并非黄疸病，而是虚劳范围的萎黄。病人虽皮肤发黄，但小便自利，可见其内并无实热，而是正气虚弱，致使热郁湿聚，熏蒸而使皮色萎黄。所以，仲景处方小建中汤，和营卫，降浮阳，健脾以畅其生机，才得其所哉。

本证专指男子，如妇女萎黄，小便自利，属于产后失血及崩漏所引起的血虚性痿证，不得以虚劳论治。

附方：

瓜蒂散：治诸黄。（方见暍病中）

千金麻黄醇酒汤：治黄疸。

麻黄90g。

上一味，以美清酒5L，煮取2.5L，顿服尽。冬月用酒，春月用水煮之。（注：此方现已不用）

【结语】本篇重点论述黄疸病。仲景把黄疸病分为谷疸、酒疸、女劳疸三种类型。其实分为阴黄、阳黄两类较好。谷疸、酒疸属阳黄，女劳疸属阴黄，又叫虚黄。阳黄症状与现代医学所指的胆囊炎、胆结石、急性黄疸性肝炎等相似。阴黄症状与现代医学所指的阿迪森病相似。

黄疸病因多由湿热郁结而起，《灵枢·经脉》认为"脾所生病，肾所生病"，都有发黄。本篇条文中也提"尺脉浮为伤肾，趺阳脉紧为伤脾"，可见黄疸的形成，和脾肾有密切关系。

仲景在治疗黄疸上提出了不少见解，对后世医学有指导意义。本人治疗黄疸，以仲景治则为指导，但有所变通。本人治疗阳黄，以茵陈蒿汤加金钱草、满天星、花斑竹、柴胡、玉米须等，效果显著；治疗阴黄（阿迪森病），对其脾肾阳虚型，以河间地黄饮子合膈下逐瘀汤加减；对其肝肾阴虚型，以一贯煎合六神汤加减也效果显著。这是本人60余年的一个重要研究成果。

第十六篇 惊悸吐衄下血胸满瘀血病脉证治

【原文】寸口脉动而弱^①，动即为惊，弱则为悸。

【词释】

①脉动而弱：脉象动摇不宁名为动，指下无力名为弱。

【语译】寸口脉动而弱，脉现动象是惊的表现，脉现弱象是悸的表现。

【心得】本节从脉象上论述惊悸的病机。惊病多从外来，惊则气乱，故脉见动摇不宁。悸病多由内生，由于气血不足，故脉弱不任重按。但诊断惊悸病单凭脉象，尚欠全面，必须审证求因为是。

【原文】师曰：尺脉浮，目睛晕黄^①，衄未止。晕黄去，目睛慧了^②，知衄今止。

【词释】

①目睛晕黄：有两种情况，一种是他觉症状，指医生望诊时见病人目睛昏黄（即黄疸）；一种是自觉症状，指病人吐衄血时自觉视觉有晕黄色。这里指的是后一种。

②目睛慧了：亦有两种情况，一种是他觉症状，指医生望诊时见病人目睛清朗（黄疸之色已退）；一种是自觉症状，指病人吐衄血后自觉视物清晰。这里指的也是后一种。

【语译】老师说：衄血的病人，如果尺脉浮，目睛昏晕而发黄，是瘀热未尽，还要继续衄血的表现。如果晕黄已去，目睛清明视物清楚，是瘀热已随衄去，衄血就要停止了。

【心得】本节从脉证判断衄血的预后。目属肝，肝为血之统会。所以血热则目晕黄，可断为衄之将作，黄去目清，热随衄而散，可以断为血衄将止。但本人临床常见，衄血有属内因，有属外因的，单凭肝肾辨证尚不够全面，仲景之说只能作为参考。

【原文】又曰：从春至夏衄者太阳①，从秋至冬衄者阳明②。

【词释】

①太阳：包括手太阳小肠经，足太阳膀胱经。

②阳明：包括手阳明大肠经，足阳明胃经。太阳、阳明四经的循行部位都经过鼻的区域，所以鼻衄与这些经络有关。

【语译】老师又说：春夏出鼻血的多属太阳病，秋冬出鼻血的多属阳明病。

【心得】本节指出衄血与季节、经络的关系。春夏天阳气升，表热为多，而凡表邪不从汗解，必郁而为衄，故仲景说春夏之衄属太阳。秋冬阳气降，里热为多，里热不从下泄，亦必逆而为衄，故仲景说秋冬之衄属阳明。其实，衄的原因很多，外感内伤都可使鼻出血。本节只是古人的一种归纳疾病的方法而已。

【原文】衄家①不可汗，汗出必额上陷，脉紧急，直视不能眴②，不得眠。

【词释】

①衄家：指经常出鼻血的人。

②不能眴：眴同瞬，目睛转动的意思。不能眴指目睛不能转动，亦即直视。

【语译】衄血病人不应再发汗。如果强发其汗，病人就会出现额上下陷，脉搏紧急，两眼直视不能转动，不能睡眠等症状。

【心得】本节指出衄血病人治疗的禁忌。

常衄血的病人，本来已阴虚阳弱，若再汗出，就更损其阴。阴绝则阳亡，阴阳离决，病人必肌肉脱瘦下陷，太阳穴处可见动脉紧急搏动；肝血失养，不能睡眠，眼睛也受到影响，直视不能转动，这是病情危险的景象。故衄血病人不宜用汗法治疗。

【原文】病人面无血色，无寒热，脉沉弦者，衄。浮弱，手按之绝者，下血；烦咳者，必吐血。

【语译】病人面部萎黄或苍白无血色，无寒热，脉象沉弦的，这是衄的证候。脉象浮弱，重按不见的，这是崩漏或便血的证候。若兼见心烦、咳嗽症状的，一定是吐血的证候。

【心得】本节以病人面无色，无寒热为总纲，分别叙述衄血、下血和吐血的脉证。病人面无色，是失血的表现，无寒热，则可断定失血不是外感所引起的，只能是衄血、下血或吐血的结果。衄血、吐血、下血三证病因均为内热。脉象沉弦，沉为肾病，弦为肝病，肾虚不能养肝，肝火偏旺上逆则易溢血，故知衄血。脉象浮弱，浮为阳虚，弱为血虚，虚阳上浮，血脱于下，故知下血。烦是虚阳越于上焦的现象，烦而且咳，说明已扰动心肺，故可以断定有吐血的可能。

必须注意的是，本节所指的脉象都出现于既病之后，不是出现于未病之前。

【原文】夫吐血，咳逆上气，其脉数而有热，不得卧者，死。

【语译】吐血病人，若再咳逆上气，脉数身热，不能睡觉，就是死证。

【心得】本节指出吐血兼证的预后。吐血本来已伤阴，吐血后再咳逆上气，脉数身热，不得卧，这就说明阴气消亡，阳气独胜，这样有升无降，阴消阳扰，最后必然形成有阳无阴的局势，所以称为死证。

【原文】夫酒客^①咳者，必致吐血，此因极饮过度所致也。

【词释】

①酒客：指素常嗜酒的人。

【语译】平素爱喝酒的人，若再咳嗽，就一定引起吐血，这是饮酒过度的缘故。

【心得】本节指出嗜酒是吐血的原因之一。

爱喝酒的人热积于胃，热势上熏于肺，肺络则易受伤，故咳久必致吐血。

由于本证吐血是由饮酒过度所致，所以在治疗时就不能专治吐血，而应该重视病因的消除。

【原文】寸口脉弦而大，弦则为减，大则为芤，减则为寒，芤则为虚，寒虚相搏，此名曰革，妇人则半虚漏下，男子则亡血。

【语译】寸口脉弦而粗大，弦是阳气减弱，大是外实中空，减因于里寒，大因于血虚，寒而且虚，弦而兼大，脉象好像按鼓一样，就叫革。妇人见此脉的，是因为小产、崩漏等证所致，男子见此脉的，是因有失血病的缘故。

【心得】本节已见前血痹虚劳篇。因为亡血证亦有从虚而得的，所以这里再次提出以引起注意。

【原文】亡血^①不可发其表，汗出即寒慄而振^②。

【词释】

①亡血：泛指一切出血证，如吐、衄、崩漏、便血，以及外伤等出血。

②寒慄而振：怕冷发抖。

【语译】亡血病人不能再发汗解表。如误发汗，必然会出现怕冷发抖的现象。

【心得】本节指出亡血病人误汗的后果。亡血病人阴津已经大伤，如再发汗解表又伤阳，势必营卫俱虚。卫虚则不能温暖腠理，营虚则不能濡养经脉，故病人一定会怕冷发抖。上海已故名医丁甘仁治疗这类失血病证，用附子理中汤有较好的疗效。

【原文】病人胸满，唇痿①，舌青，口燥，但欲漱水不欲咽，无寒热，脉微大来迟，腹不满，其人言我满，为有瘀血。

【词释】

①痿：应作萎，指枯萎不华。

【语译】病人胸满，口唇枯萎不华，舌色发青，口中干燥，只想漱水而不想吞咽，不发寒热，脉象微大来迟，腹部按之不满，而却有发满的感觉，这都是瘀血的确证。

【心得】本节论述瘀血的脉证。如身半以上有瘀血停滞的，病人有胸满、口唇枯萎不华、舌下现青紫、咽干口燥但不想喝水等症状。如下焦局部有瘀血存在，脉象微大兼迟，病人自觉腹满，而旁人却看不出来。这些都是诊断瘀血的要点。

【原文】病者如热状，烦满，口干燥而渴，其脉反无热，此为阴伏①，是瘀血也，当下之。

【词释】

①阴伏：血为阴，所谓阴伏，指热伏于阴。

【语译】病人如有发热的形状，感到烦满，口干燥而渴，但脉搏反没有浮、数、滑的热象，这是热伏于阴，阴为血，所以断定是瘀血病。应当用下瘀血的方剂来治疗。

【心得】本节承上节互详脉证，并指出瘀血病的治法。病人自觉有热，但诊脉无热象，这是内真寒外假热，下真虚上假实，是热伏阴分，为瘀血郁热的特征。治则应下瘀血，用王清任通窍活血汤，佐以养阴之品，可收显效。

上节言漱水不欲咽，此节又言渴，看似相互矛盾，实际上是说的两种程度不同的情况。据本人临床所见，瘀血不甚则但漱水，甚则也有口渴的。这就是通常说的血渴。原因是瘀血阻气，不能载津液上升所致。

【原文】火邪者，桂枝去芍药加蜀漆牡蛎龙骨救逆汤主之。

【语译】病人若被温针和火熏等火邪所劫，以致神气浮越而惊狂的，当以桂枝去芍药加牡蛎龙骨救逆汤主治。

桂枝去芍药加牡蛎龙骨救逆汤方：

桂枝（去皮）90g，甘草（炙）60g，生姜90g，牡蛎（熬）150g，龙骨120g，大枣12枚，蜀漆（洗去腥）90g。

上为末，以水12L，先煮蜀漆，减2L，内诸药，煮取3L，去滓，温服1L。

【心得】本节论述火劫致惊的治法。

《伤寒论》说："太阳伤寒者，加温针必惊也。"又说："伤寒脉浮，医以火迫劫之，亡阳，必惊狂，卧起不安者，桂枝去芍药加蜀漆牡蛎龙骨救逆汤主之。"本节虽没有指出火邪症状，但参照以上条文，理解"火邪"两字，应包括惊狂、卧起不安等症状。仲景处方桂枝去芍药加牡蛎龙骨救逆汤，旨在以龙骨、牡蛎潜阳镇逆，安神定惊，以蜀漆破血消结，桂枝、甘草、生姜、大枣调和营卫。本方为有效方剂。

【原文】心下悸者，半夏麻黄丸主之。

【语译】病人若因痰饮内侵，以致上凌心气而心悸的，应用半夏麻黄丸主治。

半夏麻黄丸方：

半夏、麻黄等分。

上二味，末之，炼蜜和丸小豆大，饮服3丸，日三服。

【心得】本节指出水饮致悸的治法。仲景处方半夏麻黄丸，意在用半夏蠲饮气，养中气，用麻黄宣通阳气。作丸少服，目的使麻黄之辛温，不致耗津，可见其用心之细慎。本方为后世医家称道的方剂。但本人临床，凡属阳虚心悸，均用河间地黄饮子佐参麦散；阴虚心悸，均用一贯煎佐参麦散；血虚气弱心悸，均用加减归脾汤合天王补心丹，同样能奏效。

【原文】吐血不止者，柏叶汤主之。

【语译】病人吐血不止的，应用柏叶汤主治。

柏叶汤方：

柏叶90g，干姜90g，艾3把。

上三味，以水5L，取马通汁1L，合煮取1L，分温再服。

【心得】本节指出气虚夹寒吐血不止的治法。仲景处方柏叶汤，柏叶性轻质清，气香味甘，能折其逆上之势而止血，又是兼治上焦滞腻要药，佐姜艾辛温，温阳守中，使气能摄血，马通微温，止血而引之下行。童便止血养肾。现多用童便代马通。本方是至今仍用的有效方剂。

【原文】下血，先便后血，此远血也，黄土汤主之。

【语译】大便下血，血在大便以后的，是血从胃或小肠中来。胃和小肠距肛门远，所以叫作远血，应用黄土汤主治。

黄土汤方（亦主吐血、衄血）：

甘草 90g，干地黄 90g，白术 90g，附子（炮）90g，阿胶 90g，黄芩 90g，灶中黄土 250g。

上七味，以水 8L，煮取 3L，分温二服。

【心得】本节论述虚寒便血的证治。仲景处方黄土汤。黄土即伏龙肝，合白术、附子能温中祛寒，恢复脾脏统血之功；甘草、地黄、阿胶养血止血；黄芩一味作为反佐，制约温燥之品，以防其太过。本人治验，用十灰散加仙鹤草、夏枯草、大小蓟治疗本病，也有较好的疗效。

【原文】下血，先血后便，此近血也，赤小豆当归散主之。（方见狐中）

【语译】大便下血，血在大便以前的，是血从大肠或直肠中来。大肠和直肠距肛门近，所以叫作近血。宜用赤小豆当归散主治。

【心得】本节论述湿热便血的证治。仲景处方赤小豆当归散，以赤小豆去湿，当归和血，并引赤小豆行水、解湿、除热毒。本方也可应用来治疗脏毒、疮疡、肠风下血等病。

【原文】心气不足①，吐血、衄血，泻心汤主之。

【词释】

①心气不足：指心阴不足。

【语译】心阴不足，不能制阳而阳亢，血热妄行，以至吐血、衄血，应用泻心汤治。

泻心汤方：亦治霍乱①。

大黄 60g，黄连 30g，黄芩 30g。

上三味，以水 3L，煮取 1L，顿服之。

【附方词释】

①亦治霍乱：《千金要方》说："夫三焦者，一名三关也。上焦名三管反射，中焦名霍乱，下焦名走哺，合而为一，有名无形。"此处所说的霍乱，盖指中焦病，不是指上吐下泻的霍乱病。

【心得】本节指出热盛的吐血、衄血证治。仲景处方泻心汤。按泻心汤有五种，分为附子泻心汤、半夏泻心汤、甘草泻心汤、生姜泻心汤和三黄泻心汤。本节所指的泻心汤为三黄泻心汤，纯用苦寒以泻实火，取泻火止血之义。如患者阴虚而兼肺郁，当用一贯煎合仙鹤草、夏枯花、麦冬，以养阴生津，使阴平阳秘而止血。

【结语】本篇论述了惊悸、吐血、衄血、下血、胸满、瘀血等疾病，但重点在于血证。由于惊是肝病，悸是心病，肝藏血，心主血，胸满又是瘀血证中的兼证，这些都与血证有关，所以合为一篇。

本篇对惊悸只提出了两个处方。血证篇中提出多种病情，虽列方仅有四首，柏叶汤治吐血不止，泻心汤治吐血、衄血，黄土汤治远血，赤小豆当归散治近血，但有寒有温，各具法度，若能分清病情的寒、热、虚、实，可以灵活运用，不必为条文所限制。

本篇对吐血、衄血预后，亡血家忌汗，酒客必吐血，以及瘀血的脉证等，均有所论述，若能与治血四方互参，则对血证的病因、病机、诊断和治疗，可以得到比较全面的认识。

第十七篇　呕吐哕①下利病脉证治

【原文】夫呕家有痈脓，不可治呕，脓尽自愈。

【词释】

①呕吐哕：呕吐哕是三种不同的证候。呕和吐，都是水谷逆出。吐如弃物，撞口而出，不用勉强，所以多不作声；呕则出于胁迫，出反不易，所以声在物先。若但呕无物的，叫作干呕。哕就是现在所说的打呃。

【语译】有呕症的病人，呕吐物中有脓的，只可着重于治痈，不可着重于治呕，脓尽以后，自然就不呕了。

【心得】本节列举了因胃有痈脓而引起的呕家证治。病人呕吐物中有脓，说明胃有痈脓，呕吐只是为找出路。呕吐是表象，病根则在痈脓。倘不细审病根，而一味治呕，则无异于瞎子摸象。此例很富有启发性，本人临床也深有体会。

呕吐的原因很多，不可见呕就止呕，必须审证求因，治法求其本，才能收到事半功倍之效。

【原文】先呕却①渴者，此为欲解。先渴却呕者，为水停心下，此属饮家。

呕家本渴，今反不渴者，以心下有支饮故也，此属支饮。

【词释】

①却：作"后"字解。

【语译】病人先呕吐，吐后感觉口渴，这是停痰宿水已尽，病去正气将要恢复的现象。如病人原先发渴，饮水以后才呕的，是水饮停蓄心下，属饮病范围。

呕吐病人呕出停痰蓄水以后，应当口渴，现在反而不渴，这是心下原有支饮的缘故，属支饮病。

【心得】本节辨明停饮呕吐和其他原因呕吐的不同。从渴与呕的先后，测知饮邪的去留。先呕后渴，是饮邪从呕吐中排出，胃阳恢复，这是病将好的征兆。先渴后呕，说明胃有停水，津液不能上承，渴而多饮，以致水分停留更多，因而引起呕吐，故此属饮家。呕吐后理应口渴，但口不渴，说明胃中停饮仍然存在，故此属支饮。

此节可与痰饮篇"呕家本渴……小半夏汤主之""卒呕吐……小半夏加茯苓汤主之"等内容互为参看。

【原文】问曰：病人脉数，数为热，当消谷引食，而反吐者，何也？师曰：以发其汗，令阳微，膈气虚，脉乃数，数为客热，不能消谷，胃中虚冷故也。

脉弦者，虚也，胃气无余，朝食暮吐，变为胃反^①。寒在于上，医反下之，令脉必弦，故名曰虚。

【词释】

①胃反：病名，又称为反胃。

【语译】问：病人脉数，数脉属热，应当消化水谷而能食，现在反而呕吐，这是什么道理呢？老师说：数则消谷，是指胃热说的，而数脉不一定都是胃热。例如发汗太过，使胸中阳气微弱，不能充达于膈，因而膈气太虚的，脉也见数象。但这种数，是客热上浮；所以不能消化水谷，是胃中仍然虚冷的缘故。吐，不但可见于汗后的数脉，又可见于下后的弦脉。脉弦表里虚，胃中阳气所余无几，能容纳而不能消化，早晨进食，晚上就要吐出，久则变为胃反。病人寒邪本在上焦，医生却误用攻下，胃阳大虚，由虚生寒，脉搏反而变弦，所以叫作虚。

【心得】本节为两段，分别列举了两种虚寒反胃的脉证及其病因。前者为误汗引起的吐，关键在脉数，容易形成假象，使医家误入歧途。后者为误下引起的吐，关键在脉弦，说明病人本来胃阳不足，再误下，势必胃阳荡尽，故朝食暮吐。仲景举此两例，意在诲人审证治病，万万不可粗心大意。

【原文】寸口脉微而数，微则无气，无气则营虚，营虚则血不足，血不足则胸中冷。

【语译】病人寸口脉微而数，微脉表示阳虚气弱，气弱不足敷布全身，营不能独营，故营亦虚。营虚引起血分不足，血不足则阴寒之邪易于侵袭，胸阳气弱而见胸冷。

【心得】本节指出宗气不足反胃的脉证。由于营血不足，则宗气无生化之源，呈现胸冷。但胸中并非真冷，而是虚冷。本人认为，本证可酌用鹿茸。

【原文】趺阳脉浮而涩，浮则为虚，涩则伤脾，脾伤则不磨，朝食暮吐，暮食朝吐，宿谷不化，名曰胃反。脉紧而涩，其病难治。

【语译】趺阴脉浮而涩，浮脉表示胃阳虚，涩脉表示脾阴损伤。脾受了损伤就不能消磨食物，因此早晨进食，晚上就要吐出，晚上进食，早晨就要吐出，胃中宿食不能消化，这病叫作胃反。日久失治，脉象转为紧涩，就很难治疗了。

【心得】本节指出脾阴与胃阳两虚反胃的脉证。趺阳脉象紧涩，是胃气衰竭的现象，故说难治。本人临床经验，如本病发展成上为呕吐不纳，下为粪燥如羊屎的阴阳两虚证，则多属不治。

巴蜀名医遗珍系列丛书

【原文】病人欲吐者，不可下之。

【语译】病人感觉得吐才痛快的，是病邪在上，不可用攻下之法。

【心得】医家治病，因势利导，当作准则。病人欲吐，表明病邪在上，正气有驱邪上出之势。如用下法，则违反病理的自然趋势，不独不能治病，反而加重病情，甚至转趋恶化。故应引为禁忌。

【原文】哕而腹满，视其前后①，知何部不利，利之即愈。

【词释】

①前后：指大小便。

【语译】胃气上冲而作哕，兼腹部发满的，属于实证。应当注意大小便的情形，小便不利的，利其小便，大便不利的，利其大便，哕逆就会痊愈。

【心得】本节指出实热哕证的辨证论治，腹满是实证，实则气上逆而发生呃逆，但必须进一步询问大小便的情况。如小便不利的，属于水邪上逆，当利其小便，则哕可愈。如大便不利的，属于胃肠实热，当通其大便，则哕亦可愈。

【原文】呕而腹满者，茱萸汤主之。

【语译】病人虽呕吐而胸中仍然发满的，应用茱萸汤主治。

茱萸汤方：

吴茱萸 1L，人参 90g，生姜 180g，大枣 12 枚。

上四味，以水 5L，煮取 3L，温服 0.7L，日三服。

【心得】本节指出寒凝胸膈呕吐的证治。仲景处方吴茱萸汤，以吴茱萸、生姜散寒降逆，人参、大枣补中益气，和胃扶脾，使膈间气机渐舒，或吐出痰涎，则胸满去而吐逆必止。

【原文】干呕，吐涎沫①，头痛者，茱萸汤主之。（方见上）

【词释】

①吐涎沫：吐出黏液和白沫。

【语译】病人呕吐时有声无物，有时吐出黏液和白沫，又有头痛的，也用吴茱萸汤主治。

【心得】本节指出上焦虚寒而呕的证治。病人呕而无物，或只吐涎沫，证明胃中无邪。又兼头痛，头为诸阳之首，则可以断定是下焦寒气上逆所致的病变。故仲景处方吴茱萸汤以散阴益阳，降逆止呕。

【原文】呕而肠鸣，心下痞者，半夏泻心汤主之。

【语译】病人呕吐肠鸣，心下有痞结的，应用半夏泻心汤主治。

半夏泻心汤方：

半夏（洗）0.5L，黄芩90g，干姜90g，人参90g，黄连30g，大枣12枚，甘草（炙）60g。

上七味，以水10L，煮取6L，去滓，再煮取3L，温服1L，日三服。

【心得】本节指出寒热错杂性呕吐的证治。本节的主症为心下痞。中气既痞，升降失常，于是上为呕吐，下为肠鸣，出现上热下寒，寒热交错的症状。仲景处方半夏泻心汤，降阳升阴，补养中气，则阴阳上下，自能互调，诸证悉解。后世医者以橘皮、半夏、竹茹、丁香、柿蒂治疗，同样收效。

【原文】干呕而利者，黄芩加半夏生姜汤主之。

【语译】病人干呕而下利的，应用黄芩加半夏生姜汤主治。

黄芩加半夏生姜汤方：

黄芩 90g，甘草（炙）60g，芍药 60g，半夏 0.5L，生姜 90g，大枣 12 枚。

上六味，以水 10L，煮取 3L，去滓，温服 1L，日再夜一服。

【心得】本节指出夹热呕利的证治。干呕是胃中浊气上逆，利是夹热下利。仲景处方黄芩加半夏生姜汤，因主症为下利，故处方主治肠而兼治胃。

【原文】诸呕吐，谷不得下者，小半夏汤主之。（方见痰饮中）

【语译】凡呕吐病，食物不得下的，应以小半夏汤主治。

【心得】本节指出中焦停饮呕吐的证治。"呕吐""谷不得下"，表明呕吐很厉害，原因是胃中停水所致。故用小半夏汤逐饮止呕，饮消呕止，水谷自然能下。

【原文】呕吐而病在膈上，后思水者，解，急与之。思水者，猪苓散主之。

【语译】呕吐而病因在膈上有停痰宿水的，呕吐之后，胃阳恢复，口渴想喝水，这是邪去病解，有轻度失水的现象，当及时给他水喝。若喝水后，渴仍不解，仍想喝水的，应用猪苓散主治。

猪苓散方：

猪苓、茯苓、白术各等分。

上三味，杵为散，饮服方寸匕，日三服。

【心得】本节指出呕吐后因饮水多而致停饮的治法。

因停饮而引起的呕吐，呕吐后思水，是饮去阳复的现象，此时应"少少与饮，令胃气和则愈"（《伤寒论》），如饮水过量，势必因胃弱不能消水，就有旧饮方去，新饮复停的可能。饮水而仍渴，这就是新饮复停的证候。故需用猪苓散健脾利水，以防止水饮的再留。

【原文】呕而脉弱，小便复利，身有微热，见厥者，难治。四逆汤主之。

【语译】呕吐病人，脉弱而无力，小便又通利，身上虽然发热，却很轻微，四肢厥冷的，其病难治。当用四逆汤主治。

四逆汤方：

附子（生用）1枚，干姜45g，甘草（炙）60g。

上三味，以水3L，煮取1.2L，去滓，分温再服。强人可大附子1枚，干姜90g。

【心得】本节指出阴盛格阳虚寒性的呕吐证治。呕而脉弱，是胃气已虚。小便复利，是肾虚不摄。阴寒内盛，故四肢不温。格阳于外，故身有微热。这是病势危急的证候，所以说难治。仲景处方四逆汤，旨在急救回阳。因附子、干姜外能温经，内能温脏；阴消阳回，则四肢自温，内脏得安，呕逆自止。

【原文】呕而发热者，小柴胡汤主之。

【语译】呕吐而又发热的，应用小柴胡汤主治。

小柴胡汤方：

柴胡250g，黄芩90g，人参90g，甘草90g，半夏250g，生姜90g，

大枣 12 枚。

上七味，以水 12L，煮取 6L，去滓，再煮取 3L，温服 1L，日三服。

【心得】本节指出少阳经热作呕的证治。呕而发热，具少阳证。仲景处方小柴胡汤，旨在以柴胡、黄芩疏解清热，以生姜、半夏、人参、甘草、大枣和胃降逆。这是有效的方剂。

本节和上节的呕，一为厥而微热，一为不厥而发热。厥而微热的回其阳，不厥而发热的清其火。两相对照，可见仲景对症治疗的妙处。

【原文】胃反呕吐者，大半夏汤主之。（《千金》云："治胃反不受食，食入即吐。"《外台》云："治呕，心下痞硬者。"）

【语译】胃反呕吐的病人，应用大半夏汤主治。

大半夏汤方：

半夏（洗完用）2L，人参 90g，白蜜 1L。

上三味，以水 12L，和蜜扬之 240 遍，煮药，取 2.5L，温服 1L，余分再服。

【心得】本节指出虚寒性胃反呕吐的治法。仲景处方大半夏汤，以半夏开散寒邪，降伏逆气，佐人参补胃益气，白蜜和中润燥，使腑气行则水得降。

【原文】食已即吐者，大黄甘草汤主之。（《外台》方：又治吐水。）

【语译】吃下东西马上就吐出来的病人，应用大黄甘草汤主治。

大黄甘草汤方：

大黄 120g，甘草 30g。

上二味，以水 3L，煮取 1L，分温再服。

【心得】本节指出胃热上冲的胃反呕吐的治法。仲景处方大黄甘草汤，主要在通利大便。大便下，胃气下降，呕吐自止。因无腹满，故不用枳、朴，与小承气汤泻实除满者不同。李东垣有导气通幽汤，处方：当归身 9g，升麻梢 9g，桃仁泥 9g，炙甘草 9g，生地黄 6g，熟地黄 6g，红花少许。服法：清水二大盏煎至一盏，调槟榔细末 6g 服。主治幽门不通，噎塞气不得上下，大便难，与大黄甘草汤有同一意义。但药性较缓和，体弱者适用。

【原文】胃反，吐而渴欲饮水者，茯苓泽泻汤主之。

【语译】病人胃反，吐后渴欲饮水的，应用茯苓泽泻汤主治。

茯苓泽泻汤方（《外台》治消渴脉绝胃反者，有小麦 2L）：

茯苓 250g，泽泻 120g，甘草 60g，桂枝 60g，白术 90g，生姜 120g。

上六味，以水 10L，煮取 3L，内泽泻，再煮取 2.5L，温服 0.8L，日三服。

【心得】本节指出因胃有停水，呕吐与口渴并见的证治。治则以利水为主。仲景处方茯苓泽泻汤，以白术、茯苓、泽泻健脾渗湿，桂枝、生姜、甘草和胃降逆。本方辛甘，化生阳气，能促使停饮从小便排出。

【原文】吐后，渴欲得水而贪饮者，文蛤汤主之。兼主微风、脉紧、头痛。

【语译】呕吐后，口渴想得水而贪饮不停的，可用文蛤汤主治。本方又能兼治微受风邪而脉紧、头痛的患者。

文蛤汤方：

文蛤 150g，麻黄 90g，甘草 90g，生姜 90g，石膏 150g，杏仁 50 枚，大枣 12 枚。

上七味，以水 6L，煮取 2L，温服 1L，汗出即愈。

【心得】本节指出内有热结，外有表邪的呕吐证治。仲景处方文蛤汤，旨在解表兼清里热，表解热清，不治呕而呕自止。又因本方是凉散之剂，所以又能兼治微受风邪、脉紧、头痛的患者。

【原文】干呕、吐逆、吐涎沫，半夏干姜散主之。

【语译】干呕、气上冲而吐，所吐的仅是涎沫的病人，应用半夏干姜散主治。

半夏干姜散方：

半夏、干姜等分。

上二味，杵为散，取方寸匕，浆水 1.5L，煮取 0.7L，顿服之。

【心得】本节指出胃虚夹寒涎的呕吐证治。因病人干呕，气上冲而吐，而所吐的又仅是涎沫，可知病人虚寒在胃。所以仲景处方半夏干姜散，似小青龙汤，以干姜辛温，着意理中。

【原文】病人胸中似喘不喘，似呕不呕，似哕不哕，彻①心中愦愦②然无奈者，生姜半夏汤主之。

【词释】

①彻：通的意思。

②愦愦：烦乱的意思。彻心中愦愦然无奈，指病人自觉胸中烦闷已

极，有无可奈何之感。

【语译】病人胸中似喘不喘，似呕不呕，似哕不哕，自觉胸中烦闷已极而又无可奈何的，宜用生姜半夏汤主治。

生姜半夏汤方：

半夏 0.5L，生姜汁 1L。

上二味，以水 3L，煮半夏取 2L，内生姜汁，煮取 1.5L，小冷，分四服，日三夜一服，止，停后服。

【心得】本节指出寒饮与正气相搏的呕吐证治。寒饮内停与正气相搏，郁结胸中，使肺、胃气机不畅，这就必然使病人发生"似喘不喘，似呕不呕，似哕不哕"，自觉心胸烦闷，有无可奈何之感。仲景用生姜半夏汤，旨在辛开苦降，温中散寒，以舒展胸中的阳气。方中不用姜片而用姜汁，是不重降逆而重在散结。药汁 1.5L 分四服，是因邪结高分，难以骤驱，故缓缓散之。这是仲景用药的精细灵活处。

【原文】干呕、哕，若手足厥者，橘皮汤主之。

【语译】病人干呕或哕，若兼有手足发凉的，应用橘皮汤主治。

橘皮汤方：

橘皮 120g，生姜 250g。

上二味，以水 7L，煮取 3L，温服 1L 下咽即愈。

【心得】本节指出胃寒哕证的治法。胃气虚寒，不行于四肢，因而手足有轻度寒冷感。仲景处方橘皮汤，以橘皮降气，生姜止呕，合用能通胃阳，阳气振奋，则呕哕与厥冷自愈。

【原文】哕逆者，橘皮竹茹汤主之。

【语译】哕逆有偏于虚热的，应用橘皮竹茹汤主治。

橘皮竹茹汤方：

橘皮 1L，竹茹 1L，人参 30g，甘草 150g，生姜 250g，大枣 30 枚。

上六味，以水 10L，煮取 3L，温服 1L，日三服。

【心得】本节指出的实际上是胃虚热哕证的治法。胃有虚热，胃气上逆必引起哕证。仲景处方橘皮竹茹汤，行气清胃，更佐以补中益气温胃之品，使胃气充，则胃阳生。本人治验，如病人胃虚，肾阴亏，哕而有汗，脉虚大，可用加减橘皮竹茹汤，即橘皮汤去生姜、橘皮，加刀豆、牡蛎、枇杷叶、沙参、牛膝、柿蒂。此方有显效。

【原文】夫六腑气绝于外者，手足寒，上气，脚缩；五脏气绝于内者，利不禁，下甚者，手足不仁。

【语译】六腑属阳，行气于外，若六腑气绝于外的，则手足发凉，阴气上逆，两脚踡缩。五脏属阴，守藏于内，若五脏气绝于内，则病人下利不止。下利严重的，就要手足麻木不仁。

【心得】本节从脏腑功能上联系到呕吐、哕（呃逆）、下利的病理。治疗这些疾病，以胃、肾为要，六腑以胃为本，五脏以肾为本，胃、肾病则会引起诸多疾病。

文中"气绝于内""气绝于外"，似指阴阳之气虚损。因若是衰竭的气绝，就决非"手足寒""足踡缩"和"手足不仁"而已，而是成了不治的死证。

【原文】下利脉沉弦者，下重①；脉大者，为未止；脉微弱数者，为欲自止，虽发热不死。

【词释】

①下重：指里急后重。

【语译】下利病人，脉见沉弦，其人必里急后重；若见大脉，下利不会停止；若见微弱脉，可知病势已衰退，再见数脉，说明下利将要自己停止，虽然有轻微发热，也没有危险。

【心得】本节指出痢疾病人不同脉证的不同预后。

古人所说下利，有的指泄泻，有的指滞下，滞下就是痢疾。本节文中开始说到沉弦、下重等，故知指痢疾。痢疾病人脉见沉弦，沉主里，弦主急，所以病人必然里急后重。若见大脉，是病势继续发展，所以下利将不止；若见微弱数脉，说明正气将复，所以下利将要自止。虽有微热，这是阳回的象征，与《内经》所说的"肠澼身热者死"，有阳无阴的热不同，因此无妨碍。

【原文】下利手足厥冷，无脉者，灸之①不温；若脉不还，反微喘者，死。少阴负趺阳②者，为顺也。

【词释】

①灸之：常器之说：当灸关元、气海。

②少阴负趺阳：少阴脉弱于趺阳脉。负，比较弱小的意思。

【语译】下利病人，手足发冷，脉搏不见，是纯阴无阳。在这危急关头，汤药已迫不及待，应急用灸法。若灸后仍然手足不温，脉搏不还，反加微喘的，是死证。少阴为肾脉，趺阳为胃脉，若少阴脉弱于趺阳脉，是顺证。

【心得】本节指的实际上是泄泻的脉证。泄泻严重的，久则虚寒洞泄，阳气虚陷，必然出现手足厥冷、无脉等症状。治疗本证，当以阳气恢复与否为病情转变的关键。灸后仍然手足不温，脉搏不还，反加微喘，说明生机将绝，故称为死证。若少阴脉弱于趺阳脉，是胃气盛而阴气退的证象，故称为顺证。

【原文】下利，有微热而渴，脉弱者，今自愈。

【语译】下利病人，身上微微发热，口里微微发渴，脉搏无力的，这是将要痊愈的现象。

【心得】本节指出下利自愈的脉证。下利而有微热，说明为病尚浅，阳气未绝。兼渴，说明胃阳正在恢复。脉弱，表明正气虽弱，但病邪亦已不盛，故能自愈。

【原文】下利，脉数，有微热，汗出，今自愈；设脉紧，为未解。

【语译】泄泻病人，如脉搏转数，身上微微发热，出汗，表明即将痊愈。如脉又转紧，就不能痊愈。

【心得】本节指出下利病人两种不同脉证的不同预后，受寒泄泻，病人脉搏转数，身有微热，说明里寒已去，再加微汗，说明表气已和。表里俱和，故可预知病人即将痊愈。如脉又转紧，说明寒邪尚在，故曰为未解。

【原文】下利，脉数而渴者，今自愈；设不差，必圊脓血①，以有热故也。

【词释】

①圊脓血：圊音清，厕所的意思。圊脓血，指大便带脓血。

【语译】泄泻病人，脉转数，口转渴，下利应自止。如果脉转数而泄泻不止，大便必带脓血，这是邪已化热盛的缘故。

【心得】本节指出下利转成脓血的脉证。下利病人脉数而渴，说明已寒去阳复，下利理应自愈。如仍不愈，则可知病情已转，邪化热盛，伤及血分，夹热之利，当然必酿成脓血，随便而下。

【原文】下利，脉反弦，发热，身汗者，自愈。

【语译】泄泻病人，脉初不弦，以后反弦，接着又身上微微发热，微微出汗，病将自愈。

【心得】本节脉反弦，脉弦，是正气初复，驱邪外出，向上向外有力的脉象。因此，若病人随之发热身汗，便是阳胜阴退，下利必自止。利止则弦亦自去。

以上四节，是辨别阳气之虚实，及阴阳不可偏胜，以断下利病的预后及转归。

【原文】下利气者①，当利其小便。

【词释】

①下利气者：一面下利，一面肛门辟辟作响，如放屁的病人。

【语译】病人一面泄泻，一面肛门辟辟作响，连续放屁的，应用利小便的方法来治疗。

【心得】本节指出气利的治法。下利气，病因为下焦阳气阻塞，气化不通，郁遏于大肠。如利小便，以通阳化气，使水泄气还，其利自愈。

巴蜀名医遗珍系列丛书

【原文】下利，寸脉反浮数，尺中自涩者，必圊脓血。

【语译】泄泻病人，寸口脉反而浮数，尺脉不浮，却于数中见涩的，大便必带脓血。

【心得】本节指出实热下利的脉证。下利病人，阴消阳回，脉多转为浮数。但仅仅寸口脉浮数，尺脉却于数中见涩，说明热盛下焦，血液腐化，故下利必带脓血。治宜急清下焦之实。

【原文】下利清谷，不可攻其表，汗出必胀满。

【语译】完谷不化的腹泻患者，即使有外感表证，也不可攻其表。因为汗出以后，必然发生胀满。

【心得】本节指出脾胃虚寒下利的禁忌。病人完谷不化，说明本已阳气衰微，表虚里寒，若再发汗，势必使阳气更虚，阴气凝结而不能运化，腹部发生胀满，这是必然的结果。

【原文】下利，脉沉而迟，其人面少赤，身有微热，下利清谷者，必郁冒①，汗出而解，病人必微厥。所必然者，其面戴阳，下虚故也。

【词释】

①郁冒：这里指头目眩晕。

【语译】下利病人，脉象沉迟，面色微微发赤，身上微微发热，而又完谷不化的，一定有头目眩晕的郁闷、昏冒的过程，才能出汗而病解。汗出以后，病人的手足又必有轻微的寒冷感。所以会有这些症状，是病人虽然面部微赤，但下焦却是虚弱的缘故。

【心得】本节指出阳气垂绝又兼表邪的下利脉证。

病人面少赤，身有微热，说明有表邪。而脉沉迟，完谷不化，又表明正气极衰。所以汗出解表，都要经过昏冒、郁闷的邪正斗争过程。汗出以后，四肢又会轻微厥逆。面部戴阳，则是虚阳浮越于上，不能达于四肢的缘故。此证与格阳证表面有近似之处，实质不同，应细相区别。格阳证身热是本身之阳被格于外，是真寒假热。本证微热，则是表邪所致。格阳脉微细，本证脉沉迟。格阳面赤色，本证面少赤。格阳手足厥逆，本证微厥。格阳汗出则脱，本证汗出则解。这些都是区别要点。

本人认为，本证宜急用通脉四逆汤加葱白救治。

【原文】下利后，脉绝，手足厥冷，晬时①脉还②，手足温者生，脉不还者死。

【词释】

①晬时：一周时，即一昼夜。一昼夜人的经气通行一周。

②脉还：脉绝复出。

【语译】下利后，病人脉搏不见，手足寒冷。如服回阳药后在一昼夜内，脉搏复出，手足渐温的，还可救治；如一昼夜后，脉搏仍然不见的，就为死证。

【心得】本节从脉证上辨别严重下利的生死预后。下利后出现脉绝，手足厥冷，这本是阴竭阳脱的危候。若一周时脉还肢温，说明生机未绝，还可化险为夷，否则就无可救药。本证治则，宜救逆回阳。

【原文】下利腹胀满，身体疼痛者，先温其里，乃攻其表。温里宜四逆汤，攻表宜桂枝汤。

【语译】下利病人，腹部胀满，同时又有身体疼痛的表邪的，治疗时应先温其里，再攻其表。温里宜用四逆汤，攻表宜用桂枝汤。

四逆汤方：方见上。

桂枝汤方：

桂枝（去皮）90g，芍药90g，甘草（炙）60g，生姜90g，大枣12枚。

上五味，㕮咀，以水7L，微火煮取3L，去滓，适寒温服1L，服已须臾啜稀粥1L，以助药力，温覆令一时许，遍身似有汗者，益佳，不可令如水淋漓。若一服汗出病差，停后服。

【心得】本节指出下利里虚兼有表证的治疗原则和方法。

医家治病，凡表里同病，正气不虚，应先解表，然后攻里。正气已虚，当先温里然后解表。本节的证实为里有虚寒的泄泻证，兼外有表邪，故先用四逆汤以温里。若里证已罢，表邪仍在，再用桂枝汤以解表邪，则水到渠成，内外俱安。

【原文】下利三部脉皆平，按之心下坚者，急下之，宜大承气汤。

【语译】下利病人，如寸、关、尺三部都是平脉，胃脘部按之坚硬的，应急用下法，宜大承气汤主治。

【心得】本节指出实证下利的证治。三部脉皆平，表明病人纯实无虚。胃脘部按之坚硬，是病人胃有积滞，故宜用大承气汤急下。

【原文】下利脉迟而滑者，实也，利未欲止，急下之，宜大承气汤。

【语译】下利病人脉迟而兼滑，病属实，实邪不去利必不止，应急用下法治疗。宜大承气汤主治。

【心得】本节指出食滞中焦下利的证治。食滞于胃，气行不畅，故脉来迟而滑。下利既由于实邪，实不去则下利不止。而且下利最易伤阴，故宜用大承气汤急下。

【原文】下利脉反滑者，当有所去，下乃愈，宜大承气汤。

【语译】泄泻病人，其脉当虚，若不虚而反滑，这是有宿食的缘故，必须消而去之，泄泻才能痊愈。宜用大承气汤主治。

【心得】本节指出内有宿食下利的证治。脉滑主水谷气盛，是表示内有宿食。《脉经》说："脉滑者为病食也。"既有宿食，攻去下利即愈。故宜用大承气汤。

【原文】下利已差，至其年月日时复发者，以病不尽故也，当下之，宜大承气汤。

【语译】下利病人已经痊愈，但每年到他初发病的月、日、时就又复发的，这是由于原有的积滞未去尽，留于肠间的缘故。所以每到一定时间受到影响，就重新发作。对这种病，仍应用下法。宜用大承气汤主治。

【心得】本节指出病邪未根除而复发的下利治法。这种复发性痢疾，多适宜用温下法，如温脾汤等。仲景处方大承气汤，是举例而言，应根据病人全身症状，选用适当方剂。

【原文】下利谵语者，有燥屎也，小承气汤主之。

【语译】下利病人说胡话的，是肠中有燥屎而热结旁流的缘故。应用下燥屎的小承气汤主治。

小承气汤方：

大黄120g，厚朴（炙）90g，枳实大者（炙）3枚。

上三味，以水4L，煮取1.2L，去滓，分温二服，得利则止。

【心得】本节指出燥屎内结下利的证治。这里必须注意，下利说胡话，有实证，也有虚证。一般实证谵语属阳明，虚证谵语属少阴，临床上必须结合脉证，加以分析。仲景处方小承气汤，宜治实证。

【原文】下利便脓血者，桃花汤主之。

【语译】下利病人，大便带脓血的，应用桃花汤主治。

桃花汤方：

赤石脂（一半剉，一半筛末）1L，干姜30g，粳米1L。

上三味，以水7L，煮米令熟，去滓，温服0.7L，内赤石脂末方寸匕，日三服，若一服愈，余勿服。

【心得】本节指出虚寒痢疾的治法。仲景处方桃花汤，以止涩的赤石脂为君，干姜守中止痢，粳米益气扶脾胃。此又是治痢之一法。

【原文】热利下重者，白头翁汤主之。

【语译】湿热结于大肠而下利的，必里急后重，应用白头翁汤主治。

白头翁汤方：

白头翁60g，黄连90g，黄柏90g，秦皮90g。

上四味，以水 7L，煮取 2L，去滓，温服 1L，不愈更服。

【心得】本节指出热性痢疾的治法。仲景处方白头翁汤，以白头翁、秦皮清血热，黄连、黄柏苦燥去湿，使湿热同解，则气机畅达而痢止。方中不用气分药，因湿热去而气自通。此方比后人用香连丸效果更好。

【原文】下利后更烦，按之心下濡者，为虚烦也，栀子豉汤主之。

【语译】病人腹泄时已觉心烦，利止以后，心烦更重，按病人心下，又软而不硬，这是虚烦，应用栀子豉汤主治。

栀子豉汤方：

栀子 14 枚，香豉（绵裹）0.4L。

上二味，以水 4L，先煮栀子，得 2.5L，内豉，煮取 1.5L，去滓，分三服，温进一服，得吐则止。

【心得】本节指出下利后虚烦的证治。下利后余邪未尽，更见胸中烦闷，但心下按之柔软不坚，可知属于虚烦。仲景处方栀子豉汤，以栀子清胃中邪热，香豉散郁热，两药合用，共奏清热除烦之效。本方是有效方剂。

【原文】下利清谷，里寒外热，汗出而厥者，通脉四逆汤主之。

【语译】病人粪水杂下，排泄物中兼有未消化的谷食，里寒，外面却发热，出汗后手足发凉的，应用通脉四逆汤主治。

通脉四逆汤方：

附子大者（生用）1 枚，干姜 90g（强人可 120g），甘草（炙）60g。

上三味，以水 3L，煮取 1.2L，去滓，分温再服。

【心得】本节指出真寒假热下利的证治。汗出而厥，里寒外热，是阴盛格阳之象，故用通脉四逆汤温结回阳。

【原文】下利肺痛^①，紫参汤主之。

【词释】

①肺痛：指肺部胸胁刺痛。

【语译】下利病人，又感到肺部胸胁刺痛的，应用紫参汤治疗。

紫参汤方：

紫参 250g，甘草 90g。

上二味，以水 5L，先煮紫参，取 2L，内甘草，煮取 1.5L，分温三服。（疑非仲景方）

【心得】本节指出下利后心腹积聚证治。肺无感痛之理，一般所指肺痛，实指肺部胸胁刺痛。病属气分积聚，非有形之物，故不可下，而以紫参汤主之。《本草》说：紫参可除心腹积聚，疗肠胃中热，利大小便。近人考证，紫参不是丹参，各地药店均无此药。

【原文】气利^①，诃梨勒散主之。

【词释】

①气利：指大便时气由肛门中频频排出，俗称风泡沫。带有黄色。

【语译】下利病人，大便时气由肛门中频频排出的，应用诃梨勒散主治。

诃梨勒散方：

诃梨勒（煨）10 枚。

上一味，为散，粥饮和，顿服。（疑非仲景方）

【心得】本节指出肠滑气利的治法。病人放屁时，大便随之外出，是气虚不固所致。仲景处方诃梨勒散，以温涩固脱。本人考证，仲景时代，诃梨勒尚未进口，所以本节非仲景原作，而是宋人所增。

附方：

千金翼小承气汤：治大便不通，哕数谵语。（方见上）

外台黄芩汤：治干呕下利。

黄芩 60g，人参 60g，干姜 60g，桂枝 30g，大枣 12 枚，半夏 0.5L。

上六味，以水 7L，煮取 3L，分温三服。

【结语】本篇讨论了呕、吐、哕、下利四类疾病。由于它们都属于胃肠道疾病，所以合为一篇。

呕吐病因，《伤寒论》说："胸中有热，胃中有邪。"《脉经·平呕吐哕篇》说："寒气在上，暖气在下，二气相争，但出不入，其人即呕。"《伤寒论》说："湿家下之早，则哕。"哕与呃逆有差别，呃逆自觉膈下气冲或连续发作，或阵阵发作；哕是哇哇的声气俱出，然后吸气而入。所以哕是出声，呃逆是入声。有声有物为呕，有物无声为吐，有声无物为哕。病因都属于心阳虚损，胃气上逆，而表现不同。

本篇治疗呕哕共十五方。其病因病机可分为实热、虚热、虚寒、寒热错杂、水饮停蓄等。治疗方法分为直接止呕、去邪止呕、温润止呕、温脾肾止呕和肝温胃止呕。此即《内经》"必伏其所主，而先其所因"之旨。

本篇所论下利包括泄泻、痢疾两证，从病机上可概括为虚寒和实热两种类型，治法宜随证施治。

　　总之，呕、吐、哕、下利属于热证或实热证的，多与胃肠有关，属于虚证、寒证的，多与脾肾有关。故本篇多注意到这些脏腑而辨证施治。

第十八篇 | 疮痈肠痈浸淫病脉证并治

【原文】诸浮数脉，应当发热，而反洒淅恶寒[①]，若有痛处，当发其痈。

师曰：诸痈肿，欲知有脓无脓，以手掩肿上，热者为有脓，不热者为无脓。

【词释】

①洒淅恶寒：形容病人有冷风侵袭、冷水浇身一样冷的感觉。

【语译】凡浮脉、数脉多是外感，应当发热，现病人反而有冷风侵袭、冷水浇身一样的冷的感觉，并有局部疼痛，这是将要成痈的症状。

老师说：一般痈肿，想知道有脓无脓，可用手按在肿的部位，感觉发热的，为有脓；不热的，是无脓。

【心得】本节指出发痈的征兆和辨别有脓无脓的诊断方法。辨是否发痈，主要看是否脉浮数而恶寒，并有局部疼痛。如脉浮数、恶寒，但无局部疼痛，很可能是外感在太阳时的表证。如既脉浮数、恶寒，又有局部疼痛，说明不是外感，而是营卫郁阻将要成痈。辨外痈有脓无脓，主要是从触诊时手下有无热的感觉来进行诊断。有热则为有脓，无热则为无脓。《灵枢·痈疽》说："营卫稽留于经脉之中，则血涩而不行，不行则卫气从之而不通，壅遏而不得行，故热，大热不止，热胜则肉腐，肉腐则为脓。"因此，知热聚则腐肉为脓，热不聚则但肿而未成脓。

当然，辨脓之法，除是否热之外，还应同时注意软硬、陷起、痛与不痛，以及是否变色等多种因素，才能准确无误。这一点，后世医家论述备详，足资参考。

【原文】肠痈之为病，其身甲错，腹皮急，按之濡，如肿状，腹无积聚[①]，身无热，脉数，此为肠内有痈脓。薏苡附子败酱散主之。

【词释】

①积聚：这里指腹内的肿块。不活动者为积，活动者为聚。

【语译】肠痈病人，皮肤干燥如鱼鳞交错，腹皮虽紧张，按下去却柔软，腹内像有肿块，而病人平素却没有生过肿块，身上不发热，脉搏却很数，这是肠痈已成的征象。应用薏苡附子败酱散主治。

薏苡附子败酱散方：

薏苡仁 3g，附子 0.6g，败酱 1.5g。

上三味，杵为末，取方寸匕，以水 2L，煎减半，顿服，小便当下。

【心得】本节指出肠痈已成脓的辨证和治法。仲景处方薏苡附子败酱散，以薏苡仁下气泄脓，微用附子，略温助肠间阳气，推动排脓，败酱咸寒，能清积热，降低白细胞，破瘀排脓。服本方后，小便利而气化行，则污脓瘀血俱从大便排出。

【原文】肠痈者，少腹肿痞，按之即痛如淋，小便自调，时时发热，自汗出，复恶寒。其脉迟紧者，脓未成，可下之，当有血。脉洪数者，脓已成，不可下也。大黄牡丹汤主之。

【语译】肠痈病人小腹肿，有硬块，按之有压痛，像患淋病小便时那样感觉，但小便自调，时时发热，自汗出，身上反觉恶寒怕冷。如果脉象迟紧，说明肠痈尚未成脓，可用下法逐其瘀血。如果脉象洪数，说明肠痈已成脓，不可用下法。用大黄牡丹汤主治。

大黄牡丹汤方：

大黄 120g，牡丹 30g，桃仁 50 个，瓜子 0.5L，芒硝 0.3L。

上五味，以水 6L，煮取 1L，去渣，内芒硝，再煎沸，顿服之，有脓当下，如无脓，当下血。

【心得】本节着重指出肠痈未成脓的辨证和治法。仲景处方大黄牡丹汤，是治疗肠痈（即现代医学所指的阑尾炎）未成脓的名方。但"有脓当下，无脓当下血"，说明脓初成不多时，亦可应用。本人治疗阑尾炎，用自制的银甲煎剂，亦有显效。

处方：红藤24g，蒲公英24g，败酱24g，板蓝根24g，黄连9g，广木香9g，延胡索9g，槟榔6g，厚朴6g，藿香6g，琥珀末6g。

本节与上节需合看，才能确切把握肠痈的初晚期病证，对此病有全面的认识。

【原文】问曰：寸口脉浮微而涩，法当亡血，若汗出。设不汗者云何？答曰：若身有疮①被刀斧所伤，亡血故也。

【词释】

①疮：古作"创"，就是金疮。

【语译】问：寸口脉浮微而涩，这种脉象，多见于吐血、下血的亡血病人，也见于多汗、盗汗的病人。如果既未因吐血、下血而亡血，又不多汗，那么这种脉象又是怎样发生的呢？回答说：如果身体上有创伤，是被刀斧所伤的，那么可以肯定，仍是亡血的缘故。

【心得】本节指出金疮出血的脉证。病人受伤后，亡血失津，气血两虚，故出现脉浮微而涩。但金疮病人很少有汗。《内经》说："夺血者无汗，夺汗者无血。"就是因为汗血同属阴津的缘故。

【原文】病金疮，王不留行散主之。

【语译】被金刃刀斧所伤，或创口防护不周而溃烂成疮的，都可用王不留行散主治。

王不留行散方：

王不留行（八月采）3g，蒴藋细叶（七月采）3g，桑东南根白皮（三月采）3g，甘草 5.4g，川椒（除目及闭口，去汗）0.9g，黄芩 0.6g，干姜 0.6g，厚朴 0.6g，芍药 0.6g。

上九味，桑东南根白皮以上三味烧灰存性，勿令灰过，各别杵筛，合治之为散，服方寸匕。小疮即粉之，大疮但服之，产后亦可服。如风寒，桑东南根白皮勿取之。前三物皆阴干百日。

【心得】本节指出金疮的治法。仲景处方王不留行散，以王不留行为主药，专走血分，有止血定痛作用。此方在治疗金疮防止发痉方面有较好的疗效。既可外敷，亦可内服。

排脓散方：

枳实 16 枚，芍药 1.8g，桔梗 0.6g。

上三味，杵为散，取鸡子黄 1 枚，以药散与鸡黄相等，揉和会相得，饮和服之，日一服。

排脓汤方：

甘草 60g，桔梗 90g，生姜 30g，大枣 10 枚。

上四味，以水 3L，煮取 1L，温服 0.5L，日再服。

【原文】浸淫疮①从口流向四肢者，可治；从四肢流来入口者，不可治。

【词释】

①浸淫疮：是一种皮肤病，起病时病损范围小，先痒后痛，分泌物浸渍皮肤，逐渐扩大，遍于全身，故称为浸淫疮。

【语译】浸淫疮，若先从口部发生，然后流散于四肢的，可治。如先从四肢发生，然后流向口部的，难治。

【心得】本节指出浸淫疮的症状和预后。浸淫疮是一种比较麻烦的皮肤病，分泌黄液，浸渍皮肤，渐次蔓延全身，症状颇类似现代医学所指的黄水疮。从口向下蔓延流于四肢，说明毒外出为顺，故易治。从四肢向上蔓延到口部，说明毒内攻为逆，故难治。病由内向外发散者轻，由外向内汇集者重，这是中医学对疾病判断预后的一种传统方法。

【原文】浸淫疮，黄连粉主之。（方未见）

【语译】浸淫疮，可用黄连粉主治。

【心得】本节指出浸淫疮的治法。仲景处方黄连粉。《内经》说："诸痛痒疮，皆属于心。"所以用黄连粉泻心火，解热毒。据本人治验，浸淫疮初起时，可内服升麻消毒饮加苍术、黄连，已抓破的加消风散，外敷青蛤散或金黄散。

【结语】本篇记述痈肿、肠痈、金疮、浸淫疮等四种外科疾病的辨证施治。

篇中指出了从脉证上来判断痈肿发生的可能性，并运用按诊，从有热或不热来鉴别有脓无脓。

篇中对肠痈的阐述，比较详细。大黄牡丹汤和薏苡附子败酱散两个方子，通过实践证明都是用于临床有效的方剂。至于排脓散和排脓汤等，均为后世外科医生予以加减而广泛应用。此外，对于金疮、浸淫疮的证治方剂和预后等记载，都是临床时极其重要的参考资料。

第十九篇

跌蹶手指臂肿转筋阴狐疝蚘虫病脉证治

【原文】师曰：病趺蹶①，其人但能前，不能却，刺踹②入二寸，此太阳经伤也。

【词释】

①趺蹶：足背僵直，属于痹厥一类疾病。

②踹：指踹肠，就是小腿肚。

【语译】老师说，趺蹶病的症状，病人但能向前而不能后退，治疗时应刺腿肚部深入二寸。因为这种病是太阳经受伤所致，腿肚是太阳经通行的部位，故应刺此处。

【心得】本节指出趺蹶的病因和证治。趺蹶是一种行动障碍的病证，为太阳经脉受伤所致。仲景提出治法为针刺入承山穴二寸，实际上只可刺八分至一寸，这里所说的二寸，当是古今尺寸不同的缘故。

【原文】病人常以手指臂肿动，此人身体者，藜芦甘草汤主之。

【语译】病人常常发现手指或手臂关节肿胀并作震颤，全身肌肉也发生牵动，应用藜芦甘草汤主治。

藜芦甘草汤方：方未见。

【心得】本节指出手指臂肿病人的证治。本证是风湿痰涎相持于关节经络之间，以致阳气不能外行而致。《内经》说："风胜则动，湿胜则肿。"本证即属此候。仲景处方藜芦甘草汤，但方未见。本人认为，本证可按风、湿、痹论治。

【原文】转筋①之为病，其人臂脚直，脉上下行，微弦。转筋入腹②者，鸡屎白散主之。

【词释】

①转筋：是一种四肢拘挛作痛的病证。

②转筋入腹：痛自两腿牵引少腹。

【语译】转筋病的症状，病人臂脚强直，脉搏直而有力，微有弦象。如果转筋牵连到腹部，当用鸡屎白散主治。

鸡屎白散方：

鸡屎白。

上一味，为散，取方寸匕，以水 0.6L，和，温服。

【心得】转筋病因不一。有因下焦虚寒，复受寒邪侵袭所致的，有因脱水过多所致的，也有因湿邪阻滞，阳气不能布达所致的。本节所说的转筋，病人臂脚直，可见病因属后者。仲景处方鸡屎白散，性微寒，有走下焦入阴分的作用。《本草》谓其利便破淋。本人治验，本方并可治血吸虫腹水，有较好疗效。

【原文】阴狐疝气者，偏有小大，时时上下，蜘蛛散主之。

【语译】阴狐疝气病，是一种阴囊偏小偏大，时上时下像狐一样变化莫测的病证，应用蜘蛛散主治。

蜘蛛散方：

蜘蛛（熬焦）14 枚，桂枝 15g。

上二味，为散，取八分一匕，饮和服，日再服，蜜丸亦可。

【心得】本节指出阴狐疝气的证治。阴狐疝气简称狐疝。仲景处方蜘蛛散，以蜘蛛破结通利，配以桂枝的辛温，引入厥阴肝经以散寒气。但蜘蛛有毒性，用时宜慎。本人常用疏肝理气药，如川楝子、延胡索、木香、茴香、香附等，治疗本病都有较好的疗效。

【原文】问曰：病腹痛有虫，其脉何以别之？师曰：腹中痛，其脉当沉若弦，反洪大，故有蚘虫。

【语译】问：腹痛病，有因蛔虫的，有不因蛔虫的，诊断时脉搏有什么分别呢？老师说：腹中痛是阳气内闭的病变，脉搏当沉或弦。如见脉象反洪大，这就不是阳气内闭，应当考虑他是有蛔虫了。

【心得】本节指出蛔虫腹痛的脉象。如脉不沉弦反洪大，又无热证，就要考虑是蛔虫病。

本人认为，考虑是否是蛔虫病，还应结合其他症状来诊断，以免失误。如作者在万县时曾见一幼童，潮热兼咳，不能饮食，并无腹痛，脉弦细乏力，有医生投以银翘散桑菊合剂，服药后半小时病人即死亡。经尸体解剖，发现胆囊、胃内满是蛔虫。此例即属误诊，我们应引以为戒。

【原文】蚘虫之为病，令人吐涎心痛，发作有时，毒药①不止，甘草粉蜜汤主之。

【词释】

①毒药：泛指一切杀虫药，如锡粉、雷丸等。

【语译】蛔虫病人，口吐涎沫，心腹疼痛，发作有时间性，用毒药治疗无效，应用甘草粉蜜汤主治。

甘草粉蜜汤方：

甘草60g，粉30g，蜜120g。

上三味，以水3L，先煮甘草，取2L，去滓，内粉、蜜，搅令和，煎如薄粥，温服1L，差即止。

【心得】本节指出蛔虫病的证治。蛔虫病人，吐涎心痛，这是因为

巴蜀名医遗珍系列丛书

蛔虫活动时刺激胃的缘故。发作有时，是因为蛔虫动则痛，不动则不痛。仲景处方甘草粉蜜汤。方中的甘草、粉、蜜不是杀虫药，仅有安蛔、缓痛、解毒、和胃的作用。服本方待病势缓和后，需再用杀虫药，才能治愈。

【原文】蛔厥者，当吐蛔。令^①病者静而复时烦，此为脏寒。蛔上入膈，故烦，须史复止。得食而呕，又烦者，蛔闻食臭出，其人当自吐蛔。

【词释】

①令：玉函作"今"。

【语译】蛔虫病人如手足冰冷，当吐蛔虫。今病人有时安静，有时烦躁，这是由于脏寒的缘故。因蛔虫喜温恶寒，脏寒则蛔虫上扰于膈，故使人烦。一会儿蛔虫不动，则烦复止。饮食后，病人又呕又烦，是因为蛔虫闻到食味又出来活动就食，呕吐时就可能吐出蛔虫。

【心得】本节指出蛔厥病的症状。蛔厥病的主症是吐蛔虫，心腹痛剧，吐涎沫，得食则吐，烦躁不安，手足厥冷，有发作性。

【原文】蛔厥者，乌梅丸主之。

【语译】患蛔虫病而又有手足冰冷的病人，应用乌梅丸主治。

乌梅丸方：

乌梅 300 个，细辛 180g，附子（炮）180g，黄连 500g，当归 120g，黄柏 180g，桂枝 180g，人参 180g，干姜 300g，川椒（去汗）120g。

上十味，共捣筛，合治之，以苦酒渍乌梅一宿，去核，蒸之 2500g 米下，饭熟捣成泥，和药令相得，内臼中，丸如梧子大，先食饮服 10

丸，日三服，稍加至 20 丸。禁生冷滑臭等食。

【心得】本节指出蛔厥病的治法。因蛔虫得酸即伏，故仲景处方乌梅丸，用乌梅为君，药味寒热并投，酸苦同用，以人参、干姜、附子益虚温胃，乌梅、川椒、黄连、黄柏止蛔上逆，当归、细辛、桂枝以温肝肾。本方为安蛔治蛔的有效方。本方如再加上使君子肉和鹤虱，则驱蛔效果更好。

【结语】本篇是五种病合为一篇，但重点论述蛔虫病。至于跌蹶病有论无方，手指臂肿证候不详。转筋用鸡屎白散，治狐疝以蜘蛛散，虽很少应用，但说明汉魏时期，中医学已创造了动物入药，因而有研究价值。

本篇以甘草粉蜜汤主治蛔虫心痛证，乌梅丸主治蛔虫而现蛔厥证，对症应用，效果极为显著。

第二十篇 妇人妊娠病脉证并治

【原文】师曰：妇人得平脉①，阴脉②小弱，其人渴，不能食，无寒热，名妊娠③，桂枝汤主之（方见下利中）。于法六十日当有此证，没有医治逆者，却一月加吐下者，则绝之④。

【词释】

①平脉：是平和无病的脉象。

②阴脉：指尺部脉。

③妊娠：《说文》说："妊，身怀孕也；娠，女妊身动也。"可知受孕开始叫妊，胎动以后叫娠。

④绝之：一般指停止服药，也可解作宜用医药，以断绝病根。

【语译】妇女月经已经停止，而脉搏却很正常，仅仅尺脉稍微弱，口中觉渴，食欲不佳，又没有寒热症状，这是妊娠现象，应用桂枝汤主治。妇女一般在受胎后六十天当有此证，如果医生不知是怀孕，治疗不得法，使病人在一个月内反加呕吐、下利的症状，应赶快停止服药。

【心得】本节指出妊娠初期的脉证和误治后的处理。妇女在怀孕初期，生理上会引起一些异常变化。但因胎元初结，脉搏还不能流利滑数，妊娠特征不显，所以，如不细细审察，就容易误认为有病。当然，也有因病而月经不行，疑似妊娠的。因此，在研究妊娠疾病以前，首先要知道如何早期诊断。假如误孕为病，而妄用攻伐，或误病为孕未能及时治疗，这对健康都有很大影响。

对已确诊为妊娠的妇女，仲景处方桂枝汤，旨在调和孕妇阴阳营卫。本人惯用四君子汤加旋覆花、柿蒂、桑寄生、菟丝子，同样有效。

【原文】妇人宿有症病①，经断未及三月，而得漏下②不止，胎动在脐上者，为症痼害。妊娠六月动者，前三月经水利时，胎也。下血者，后断三月衃③也。所以血不止者，其症不去故也，当下其症，桂枝茯苓丸主之。

【词释】

①宿有症病：平素腹中就有症块。

②漏下：月经停后又续见下血，淋沥不止，称为漏下。

③衃：音拍，指色紫黑而晦暗的瘀血。

【语译】妇女平素腹中就有症块，月经停止未到三月，忽然又见下血，淋沥不止，自觉在脐部以上似有胎动的，这是症痼为害，决非妊娠。如果妇女停经前3个月月经正常，停经后又经过6个月才动连脐上，就可确定是胎。如停经前月经就不正常，经断后3个月又下积而未下的瘀血，颜色紫黑晦暗，名叫衃血。下血不止的原因是由于有症块的缘故。治疗时，应当用下法去症块，用桂枝茯苓丸主治。

桂枝茯苓丸方：

桂枝、茯苓、牡丹（去心）、芍药、桃仁（去皮尖，熬）各等分。

上五味，末之，炼蜜和丸，如兔屎大，每日食前服1丸。不知，加至3丸。

【心得】本节指出症病与胎的鉴别，以及症病的治法。症病与妊娠的鉴别，症病为经断三月，漏下不止，动在脐上；妊娠为妊娠6个月胎动，停经前3个月的月经正常。仲景对症病处方桂枝茯苓丸，因桂枝通卫，芍药行营。此方治宫寒不孕、崩漏夹瘀有效，但用以治症，则效果甚微。

【原文】妇人怀娠六七月，脉弦发热，其胎愈胀，腹痛恶寒者，少腹如扇①，所以然者，子脏②开故也，当以附子汤温其脏。（方

未见）

【词释】

①少腹如扇：小腹冷象被扇子扇风一样。

②子脏：子宫。

【语译】 妇女怀孕到六七个月的时候，有的脉弦，发热，胎愈胀大，腹痛，怕冷，小腹冷得像被扇子扇风一样。为什么会有这些症状呢？这是因为子宫开的缘故。应当用附子汤温其子宫。

【心得】 本节指出妊娠里气虚寒腹痛的证治。病人两手六脉俱弦主寒。这虽近表证，但不全面属表。腹痛恶寒，病因为子脏开，命门火衰，所以，宜温脏回阳以安胎。仲景处方附子汤，用以扶阳祛寒，去病安胎。但附子辛热有毒，不利于妊娠，因而对本方必须辨证精确，同时慎用。

【原文】 师曰：妇人有漏下者，有半产①后因续下血都不绝者，有妊娠下血者，假令妊娠腹中痛，为胞阻。胶艾汤主之。

【词释】

①半产：妊娠四五月堕胎者，称为半产。

【语译】 老师说：妇女子宫下血的原因很多：有非月经期而来血不止，叫作漏下；有小产后下血连绵不绝的；有怀孕期间下血的。如果怀孕期间下血而兼有腹痛的，是胞中气血不和，阻其化育，叫作胞阻。应用胶艾汤主治。

胶艾汤方：一方加干姜 30g。胡氏治妇人胞动，无干姜。

川芎 60g，阿胶 60g，甘草 60g，艾叶 90g，当归 90g，芍药 120g，干地黄 180g。

上七味，以水 5L，清酒 3L，合煮取 3L，去滓，内胶，令消尽，温服 1L，日三服。不差，更作。

【心得】本节指出妊娠下血腹痛的证治。妇女下血，有经期延长淋沥不尽、半产后下血、妊娠胞阻下血三种。病因都为冲任脉虚，摄纳无权所致。仲景处方胶艾汤，以地黄、阿胶养血，川芎、艾叶升阳温寒，炙甘草扶脾，归、芍行瘀止痛。本人认为，川芎辛窜，用之安胎反促堕胎。本人临床治验，安胎以四君子汤为主，佐以桑寄生、菟丝子固肾、竹茹、旋覆花降胃逆，有显著疗效。

【原文】妇人怀娠，腹中疠痛①，当归芍药散主之。

【词释】

①疠痛：疠，音绞。疠痛，指腹中拘急，绵绵作痛。

【语译】妇女怀孕期间，腹中拘急，绵绵作痛，别无其他症状的，可用当归芍药散主治。

当归芍药散方：

当归 90g，芍药 500g，川芎 250g（一作 90g），茯苓 120g，泽泻 250g，白术 120g。

上六味，杵为散，取方寸匕，酒和，日三服。

【心得】本节指出妊娠后脾气湿郁，肝气郁滞，形成肝脾不和的证治。仲景处方当归芍药散，重用芍药以平肝，白术、茯苓、泽泻渗湿利水，当归、川芎和酒以温经、行滞、止痛，白术并有养脾安胎作用。本方亦宜用于血虚内寒病人。

【原文】妊娠呕吐不止，干姜人参半夏丸主之。

【语译】妊娠妇女，呕吐不能停止，应用干姜人参半夏丸主治。

干姜人参半夏丸方：

干姜30g，人参30g，半夏60g。

上三味，末之，以生姜汁糊为丸，如梧桐子大，饮服10丸，日三服。

【心得】本节指出肾虚有寒妊娠呕吐的证治。妊娠呕吐，本是正常的生理现象，俗称"害喜"。因此，轻症无须治疗，过时即止。但严重的如呕吐不止，久则伤胃，就会转为虚寒，故仲景处方干姜人参半夏丸，以温脾胃，化痰降逆。本人治验，用四君子汤，加制旋覆花、柿蒂、姜汁，治疗本证也有显著疗效。

【原文】妊娠，小便难，饮食如故，当归贝母苦参丸主之。

【语译】妇女怀孕后小便困难，但饮食一如常人，应用当归贝母苦参丸主治。

当归贝母苦参丸方：男子加滑石15g。

当归120g，贝母120g，苦参120g。

上三味，末之，炼蜜丸如小豆大，饮服3丸，加至10丸。

【心得】本节指出妊娠下焦湿热而致小便难的证治。

妊娠独小便难，说明上焦、中焦无病，是下焦湿热，使膀胱结不气化，水道不通。仲景处方当归贝母苦参丸，以当归益阴血，苦参降伏热，贝母除郁结。合而用之，则郁解而湿热泄，小便自然通畅，本方足有效方剂。

【原文】妊娠，有水气，身重，小便不利，洒淅恶寒，起即头眩，葵子茯苓散主之。

【语译】妇女怀孕又兼患水气病的，身体沉重，小便不利，身上阵阵发冷，象被冷水洒一样，坐起就头目眩晕，应用葵子茯苓散主治。

葵子茯苓散方：

葵子 1L，茯苓 90g。

上二味，杵为散，饮服方寸匕，日三服，小便利则愈。

【心得】本节指出妊娠水气的证治。本节有水气是病因，身重至起即头眩是症状。治则通窍利水。仲景处方葵子茯苓散，以葵子滑窍，茯苓利水，专取滑利通小便之意。但葵子性滑，气虚者不宜用。

【原文】妇人妊娠，宜常服当归散主之。

【语译】妇女怀孕，应当常服当归散为适宜。

当归散方：

当归 500g，黄芩 500g，芍药 500g，川芎 500g，白术 250g。

上五味，杵为散，酒饮服方寸匕，日再服。妊娠常服即易产，胎无疾苦。产后百病悉主之[1]。

【附方词释】

①产后百病悉主之：指妇女产后多种疾病都可用当归散来治疗。

【心得】本节指出妊娠偏于湿热的养胎方法。仲景提出宜常服当归散，本人不敢赞同。虽当归、芍药调肝养血，白术健脾化湿，黄芩清里化湿，以益血安胎，惟川芎虽能舒气血之滞，但辛窜太过，容易伤胎。况孕妇用药，尤为慎重，如母体多火，得芩连则安，得桂附则危；母体多痰，得芩半则安，得归地则危；母体多寒，得桂附则安，得芩连则危。所以，常服当归散的说法是不够全面的，后学者不要牵强附会解释条文。正确运用条文，才不贻误后世医学的新进展。

【原文】妊娠养胎，白术散主之。

【语译】妇女怀孕后要安胎养胎，应用白术散主治。

白术散方：见《外台》。

白术 1.2g，川芎 1.2g，蜀椒（去汗）0.9g，牡蛎 0.6g。

上四味，杵为散，酒服一钱匕，日三服，夜一服。但苦痛，加芍药；心下毒痛，倍加川芎；心烦吐痛，不能食饮，加细辛 30g，半夏大者 20 枚。服之后，更以醋浆水服之。若呕，以醋浆水服之；复不解者，小麦汁服之。已后渴者，大麦粥服之。病虽愈，服之勿置。

【心得】本节指出妊娠偏于寒湿的养胎方法。仲景处方白术散，以白术、牡蛎燥湿，川芎活血，蜀椒祛寒，寒湿俱去，胎则得到温养。本人认为，对本方可采取加减法：湿重者，加茯苓；腹痛者，加白芍；气虚者，加参，去川芎；肾虚者，加菟丝子、续断。

【原文】妇人伤胎，怀身腹满，不得小便，从腰以下重，如有水气状，怀身七月，太阴当养不养①，此心气实，当刺泻劳宫②及关元③，小便微利则愈。（见《玉函》）

【词释】

①太阴当养不养：《千金》徐之才逐月养胎方云："妊娠一月，足厥阴脉养之，二月足少阳脉，三月手心主脉，四月手少阳脉，五月足太阴脉，六月足阳明脉，七月手太阴脉，八月手阳明脉，九月足少阴脉。"太阴当养不养，妊娠七月足手太阴经养胎的时候，而现在却不能养，故称当养不养。

②劳宫：穴在手掌心中。

③关元：穴在脐下三寸。

【语译】妇女伤胎，每因怀孕以后，腹部发满，不得小便，从腰以下感到沉重，像有水气一样。这些症状，多见于妊娠7个月的期间，因为这时是手太阴肺经养胎的时候，如果这时妇女心大气实，必克肺金，肺金被克，则失其清肃，不能通调水道而出现上述症状。当用刺法泻劳宫穴和关元穴，使小便微利，则愈。

【心得】本节指出妇女伤胎的证治。由于心火克肺，导致胎失所养，因而出现病变。本节为后世逐月份经养胎之说张本。在治法上，本节指出针刺劳宫、关元，但此二穴孕妇禁用，刺之有堕胎的危险。特提出供针灸家、妇科家进一步探讨。

【结语】中医学中的妇产科学起源很早，内容十分丰富。但最早做具体而系统记载的当推《金匮要略》一书。

《金匮》对妇科的妊娠病、产后病、妇科杂病都做了纲领性的说明，提出了治疗的法则，对妇科最基本的经、带、胎、产阐发无遗，为后世妇科学建立了基础。

本篇论述妊娠证治，指出妊娠呕吐、妊娠腹痛、妊娠下血、妊娠小便病变、安胎、养胎等法则。这些治疗法则是建立在胎儿和母体的整体观点上，用药的宜寒宜热，都是根据母体的不同禀赋来决定，表达出中医辨证论治的特点。

第二十一篇　妇人产后病脉证治

【原文】问曰：新产妇人有三病，一者病痉，二者病郁冒，三者大便难，何谓也？师曰：新产血虚，多汗出，喜中风，故令病痉；亡血复汗，寒多，故令郁冒；亡津液，胃燥，故大便难。

【语译】问：刚生产的妇女容易得三种病：一是痉病，二是郁冒病，三是大便困难，这是什么原因呢？老师说：妇女产后失血过多不能濡养筋脉，产妇多出汗毛孔开张，很容易感受风邪，所以容易发生筋脉挛急的痉病。产后失血多汗，必致气血两虚，寒邪容易乘虚侵袭，容易形成郁冒。产后血虚汗多，津液耗损较重，而致胃肠失濡，容易发生大便困难。

【心得】本节指出产后三病形成的原因。产后痉、产后郁冒、产后大便难，这三者虽然有轻重缓急的不同，但在发病原因上都由于血虚伤津所致，因而在治疗原则上都必须照顾到津液。据本人治验，产后痉病宜用钩藤饮羚羊角散合虫类药物，有显著疗效。产后郁冒病，宜用参麦散合钩藤饮，佐潜阳镇静之品。产后大便难，在投与润下剂中，必佐行气之品为妙。

【原文】产妇郁冒，其脉微弱，呕不能食，大便反坚，但头汗出。所以然者，血虚而厥，厥而必冒。冒家欲解，必大汗出。以血虚下厥，孤阳上出，故头汗出。所以产妇喜汗出者，亡阴血虚，阳气独盛，故当汗出，阴阳乃复。大便坚，呕不能食，小柴胡汤主之。（方见呕吐中）

【语译】产妇郁冒，脉搏微弱无力，呕吐而不能食，大便坚硬，只是头上汗出。所以会有这些症状，是血虚而阳气厥逆的缘故。凡血虚而阳气上逆，病人必然郁冒。郁冒将要好转时，一定要出大汗。现在病人血虚于下，孤阳上越，所以只是头部出汗。一般的产妇不郁冒，而时常自汗出，这是脱血阴虚，阳气偏盛，所以微微出汗，因微汗出而使阴阳恢复平衡，这是人体的自然机能。如病人郁冒，同时又大便坚硬，呕而不能食的，应用小柴胡汤主治。

【心得】本节指出郁冒便坚的证治。产妇呕吐不能食，大便坚结，仲景用小柴胡汤暂作和济阴阳，清热止呕，和胃生液，这是一时之用方。一候上盛之阳从汗而泄，郁冒渐解，应别图善后方法。如偏虚者，宜补气益血，滋阴潜阳。偏于痰者，则给以蠲痰方剂即可。

【原文】病解能食，七八日更发热者，此为胃实，大承气汤主之。（方见痉病中）

【语译】产妇的郁冒病已解，能进饮食，但到七八天后又发热的，是外感的余邪未尽，因食而又助其邪热，以致胃实，应用大承气汤主治。

【心得】本节指出产妇胃实发热的治法。仲景处方大承气汤。本人认为，身体强壮的产妇，可酌投少量大承气汤以下其实，虚弱者禁用。

【原文】产后复中痛，当归生姜羊肉汤主之；并治腹中寒疝，虚劳不足。

【语译】妇女产后腹中拘急，绵绵作痛，应用当归生姜羊肉汤主治。此方并能治疗腹中寒疝及虚劳不足等病。

当归生姜羊肉汤方：见寒疝中。

【心得】本节指出产后血虚内寒腹痛的证治。病因为血虚生寒。仲景处方当归生姜羊肉汤，以当归、羊肉温补血虚，生姜散寒。本方兼治寒疝和虚劳，均有较好的疗效。

【原文】产后腹痛，烦满不得卧，枳实芍药散主之。

【语译】妇女产后腹痛，烦满不能安睡的，应用枳实芍药散主治。

枳实芍药散方：

枳实（烧令黑，勿太过）、芍药等分。

上二味，杵为散，服方寸匕，日三服，并主痈脓，以麦粥下之。

【心得】本节指出产后气血壅滞的腹痛证治。因病人产后腹中痛而兼烦满不得卧，故知非里虚而是里实。治则宜通气血，气血通则痛止。仲景处方枳实芍药散，以芍药宣通血凝，枳实行其气滞，大麦粥和其胃气。这样气血得以宣通，则腹痛、烦满诸症自可消失。由于痈脓之证，亦成因于气血凝聚，故此方亦能主治。

【原文】师曰：产妇腹痛，法当以枳实芍药散。假令不愈者，此为腹中有干血①著脐下，宜下瘀血汤主之，亦主经水不利。

【词释】

①干血：指瘀血。

【语译】老师说：妇女产后腹中痛，按治法当用枳实芍药散。如果服药后腹痛不愈的，这是由于病人腹中有干血凝着脐下，不是枳实芍药散所能治疗的，应用下瘀血汤主治。此方也能治瘀血结滞的月经不利。

下瘀血汤方：

大黄90g，桃仁20枚，䗪虫（熬，去足）20枚。

上三味，末之，炼蜜和为4丸，以酒1L，煎1丸，取0.8L顿服之，新血下如豚肝。

巴蜀名医遗珍系列丛书

【心得】本节指出产后瘀血腹痛的证治。本证属瘀血，治则宜攻坚破积，以除瘀结。仲景处方下瘀血汤，方中大黄、桃仁、䗪虫是攻血峻药，用蜜为丸，是缓其药性而不使骤发，酒煎是取其引入血分。本人治验，用此方治疗形体强壮的妇女的子宫内膜肌瘤，有较好疗效。

【原文】产后七八日，无太阳证，少腹坚痛，此恶露①不尽；不大便，烦躁发热，切脉微实，再倍发热，日晡时烦躁者，不食，食则谵语，至夜即愈，宜大承气汤主之。热在里，结在膀胱②也。

【词释】

①恶露：指分娩时应流出的瘀血。

②膀胱：这里泛指下焦。

【语译】妇女生产后七八天，没有恶寒、发热、头项强直的太阳证，而少腹部感到坚满疼痛，这是恶露不尽，瘀血停滞的象征。如再不大便，烦躁发热，脉搏微实，严重的甚至加倍发热，到了申时烦躁，不能饮食。勉强进食，则热越甚而说胡话。而这种说胡话的症状，一到晚上就会好。这种病人应以大承气汤主治。因为这是热邪郁于阳明之里，又有瘀血结在下焦的缘故。

【心得】本节指出产后瘀血内阻兼阳明里实的证治。产后发热不可拘泥于虚，也有因血实而起。本证产后已七八日，无太阳证，发热并非外感，是阳明里实兼恶露不尽的关系，因而投大承气汤以通便，使气机畅达，瘀血行则病愈。如果辨证不明，妄用补法，必犯实实之戒。

【原文】产后风续续数十日不解，头微痛，恶寒，时时有热，心下闷，干呕，汗出，虽久，阳旦证①续在耳，可与阳旦汤。(即桂枝汤，方见下利中。）

【词释】

①阳旦证：指太阳中风证，也就是桂枝汤证。张令韶说："桂枝一名阳旦，谓春阳平旦之气也。"

【语译】 妇女产后感受风邪，持续几十天而不好，仍有头微痛、怕冷、时时发热、心下闷、干呕、自汗出等症状，虽然得病时间长，仍然是太阳表证不解，应当用阳旦汤主治。

【心得】 本节指出产后中风持久不愈的证治。仲景处方阳旦汤。阳旦汤有二种：其一为桂枝汤加附子，温中治拘挛。其二为桂枝汤加黄芩。本证按风伤卫议治，用桂枝汤加黄芩最当。如在长夏或秋燥时，发热自汗不退热，应按暑湿或伏暑论治，宜用青蒿、白薇等芳香化浊药物治疗。

【原文】 产后中风，发热，面正赤，喘而头痛，竹叶汤主之。

【语译】 妇女产后感受风邪，发热，面色发红，气喘，头痛，应用竹叶汤主治。

竹叶汤方：

竹叶 1 把，葛根 90g，防风 30g，桔梗 30g，桂枝 30g，人参 30g，甘草 30g，附子（炮）1 枚，大枣 15 枚，生姜 150g。

上十味，以水 10L，煮取 2.5L，分温三服，温覆使汗出。颈项强，用大附子 1 枚，破之如豆大，煎药扬去沫。呕者，加半夏 0.5L 洗。

【心得】 小节指出产后中风而兼阳虚的证治。产后中风，而赤发热，又兼气喘头痛，这是外邪不解，郁而化热而又正气不足的证候。治疗时，若因其外邪而攻表，则浮阳易脱；若因其正气虚而补其里，则表证不解。故用竹叶汤祛邪兼扶正，以葛根、桂枝、竹叶解外邪，人参、附子固阳，生姜、大枣补助脾阳，共收扶正祛邪、表里兼治之效。

【原文】妇人乳中虚，烦乱呕逆，安中益气，竹皮大丸主之。

【语译】妇女在哺乳期间，如中气虚弱，心烦意乱，呕吐气逆的，应该安其中气而清其虚热，用竹皮大丸主治。

竹皮大丸方：

生竹茹 0.6g，石膏 0.6g，桂枝 0.3g，甘草 2.1g，白薇 0.3g。

上五味，末之，枣肉和丸弹子大，以饮服 1 丸，日三夜二服。有热者倍白薇，烦喘者加柏实 0.3g。

【心得】本节指出产后虚热烦呕的证治。产妇在哺乳期中耗损津液，以致胃中有热上冲，发生烦乱、呕逆。仲景处方竹皮大丸方，此方平烦静乱，止呕逆，起到安中益气作用。以桂枝入清凉药中，进行扶固而化逆，寒热调剂，是古人立方的法则，值得我们学习。

【原文】产后下利虚极，白头翁加甘草阿胶汤主之。

【语译】妇女产后又患痢疾而正气极虚的，应用白头翁加甘草阿胶汤主治。

白头翁加甘草阿胶汤方：

白头翁 60g，甘草 60g，阿胶 60g，秦皮 90g，黄连 90g，柏皮 90g。

上六味，以水 7L，煮取 2.5L，内胶令消尽，分温三服。

【心得】本节指出产后虚热下利的治法。本证虽言虚极，但下利多属积滞化热而起，不可遽补，以免邪无出路。故仲景处方白头翁加甘草阿胶汤，以清热燥湿、救阳补中，使热去而利止。由于产后血虚，故加阿胶补血，甘草以缓其急迫，即含有补血益气之意。本方主治之证，不必拘泥于产后，如不因产后而下利，见同样证候而血虚者，亦可适用。

附方：

千金三物黄芩汤：治妇人在草蓐^①，自发露^②得风，四肢苦烦热，头痛者与小柴胡汤；头不痛但烦者，此汤主之。

黄芩 30g，苦参 60g，干地黄 120g。

上三味，以水 8L，煮取 2L，温服 1L，多吐下虫。

千金内补当归建中汤：治妇人产后虚羸不足，腹中刺痛不止，吸吸^③少气，或苦少腹中急，摩痛^④引腰背，不能食饮。产后一月，日得服四五剂为善，令人强壮宜。

当归 120g，桂枝 90g，芍药 180g，生姜 90g，甘草 60g，大枣 12 枚。

上六味，以水 10L，煮取 3L，分温三服，一日令尽。若大虚，加饴糖 180g，汤成内之，于火上暖令饴消。若去血过多，崩伤内衄^⑤不止，加地黄 180g，阿胶 60g，合八味，汤成内阿胶。若无当归，以川芎代之。若无生姜，以干姜代之。

【附方词释】

①在草蓐：指妇女刚生产，尚在草蓐卧具中的一段时间。

②发露：指发揭衣被，露其身体。

③吸吸：说话上气不接下气的样子。

④摩痛："摩"作"隐"字解，摩痛即隐隐作痛。

⑤内衄：血从口出的一种内出血证。《诸病源候论》载："吐血有三种：一曰内衄，出血如鼻衄，但不从鼻孔出，或去数升，乃至一斛是也。"

【结语】本篇论述妇女产后常见疾病的证治。首先指出产后血虚多汗为其特点。

巴蜀名医遗珍系列丛书

由于产后亡血伤津，抵抗力减弱，感染风邪，则成痉病；寒邪乘虚侵袭，则为郁冒；肠胃失濡，则大便难。在治疗上，根据亡血伤津和各个病证的特性，采用各种不同的治法。但总的原则，都必须照顾到津液，所以恢复阴津，是治疗产后三大证的关键。

腹痛是产后常见的病证，也是本篇的重点。除论述了血虚寒结、气血郁滞、瘀血腹痛外，并指出阳明里实证的腹痛与其他腹痛的鉴别。本篇还对产后中风、产后呕吐和下利等均作了扼要的介绍。

通过本篇的研究，可以理解治疗产后疾病同样以辨证为主，有此证即用此药，虽桂枝一味，承气在所不禁。但必须心中有数，从全面看问题，即不能拘泥于产后，但也应该考虑到产后，这是本篇的特点。

第二十二篇　妇人杂病脉证并治

【原文】妇人中风，七八日续来寒热，发作有时，经水适断，此为热入血室，其血必结，故使如疟状，发作有时，小柴胡汤主之。（方见呕吐中）

【语译】妇女受了风邪，七八天后一般的寒热症状应该消失。但现在又重新见寒热，并定期发作。发作时，如正逢行经，经水就中止。这是风热侵入血室，与经血相结，浸淫于经络之间，与正气交争的缘故。所以寒热往来，类似疟疾，应用小柴胡汤主治。

【心得】本节指出风热入血室的治法。对血室历来有三种认识：其一，血室即冲脉；其二，血室即肝脏；其三，血室即子宫。本人认为，月经的过程是妇女生理变化比较复杂的一个问题，因而血室应理解为产生月经生理机能活动的冲脉、肝脏、子宫。本节所指热入血室，是风中之热邪乘行经之虚，入于血室。仲景处方小柴胡汤，使标阳之陷而入者，升发而出之，则其病自解。

【原文】妇人伤寒发热，经水适来，昼日明了，暮则谵语，如见鬼状者，此为热入血室，治之，无犯胃气及上二焦[1]，必自愈。

【词释】

①上二焦：指上、中二焦。

【语译】妇女因受寒邪而发热，正逢来月经，病人白天还能神志清醒，到了晚上就说胡话，像见了鬼一样。这是热入血室的症状。治疗时，不要伤胃气和损伤上、中二焦，就一定容易痊愈。

【心得】本节指出寒邪化热而热入血室的证治。仲景提出"治之，无犯胃气及上二焦"，意在说明本病的发热谵语，有别于阳明热病，治疗必须对证。由于本证病原不在上、中二焦，而在下焦的血室，故本人认为，本证可不用药，经水尽则自愈。如需用药，可用加味蠲饮六神汤或小柴胡汤，酌加地黄。夹痰的，加胆星、竹沥。

【原文】妇人中风，发热恶寒，经水适来，得之七八日，热除脉迟，身凉和，胸胁满，如结胸①状，谵语者，此为热入血室也，当刺期门②，随其实而取之。

【词释】

①结胸：病名，因表证误下所致，主要症状为胸鞕满而作痛。

②期门：期门穴，肝经募穴（乳下第二肋处）。

【语译】妇女受了风，有发热怕冷的表证，又正逢月经期，七八天之后，身热已解，脉象已见迟缓，全身也很凉和，但胸胁满闷，像患了结胸证一样，并神识不清，言语错乱，这是邪热陷入血室的缘故。治疗时，应当刺期门穴，以泻肝实，便治愈。

【心得】本节指出病邪内陷热入血室的证治。妇女本已有病，月经适来，病邪随之而入血室，去表入里，内陷肝胆之经，这是热入血室中的重症。治则宜柔肝通络，故刺期门穴，以泻肝实，便能治愈。但本人治验，以膈下逐瘀汤或血府逐瘀汤，佐以丹参、桃仁、炒五灵脂、乳香、没药等，也有较好疗效。

以上三节均为热入血室之证。但病情深浅不同。一节言经水适断，是热邪与血相结，涉及少阳经；二、三两节均言经水适来。但前者是病邪迫及血分，邪未深入；后者是表证尽除，邪已内陷。故治法也因之而异。这是仲景的细心处。

【原文】阳明病，下血谵语者，此为热入血室，但头汗出，当刺期门，随其实而泻之，濈然汗出①者愈。

【词释】

①濈然汗出：即周身微微汗出。

【语译】妇女患阳明病，有下血而说胡话的症状，这是热入血室证。病人只在头部有汗，而周身无汗，是阳通阴闭的象征，应刺期门穴，以泻厥阴经之热，使阴阳通调，全身微微汗出就能痊愈。

【心得】本节指出未行经时阳明热入血室的证治。阳明之热袭入胞宫，迫血下行，出现谵语，病机仍属肝经范围，故治疗亦取刺期门穴，方法以泻实热。

【原文】妇人咽中如有炙脔①，半夏厚朴汤主之。

【词释】

①炙脔：肉切成块名脔。炙脔，即烤肉块。

【语译】妇女咽喉中，感觉好像有烤肉块阻塞着的，应用半夏厚朴汤主治。

半夏厚朴汤方：

半夏1L，厚朴90g，茯苓120g，生姜150g，干苏叶60g。

上五味，以水7L，煮取4L，分温四服，日三夜一服。

【心得】本节指出妇女咽中痰凝气滞的证治。

本证俗称梅核气。病因为七情郁结，痰凝气滞。从痰辨证，病证分热痰和湿痰两种。仲景处方半夏厚朴汤，意在用半夏、厚朴、茯苓降逆解结，消痰；生姜、紫苏辛香散郁调气。但本人经验，湿痰用本节所处的半夏厚朴汤加软坚降气、化湿疏导之品，如射干、板蓝根、柴胡、生蒲黄、瓦楞子等比较有效。如属热痰，则需用逍遥散合蠲饮六神汤，加天竺黄、射干、五灵脂等，才能驱邪病愈。

【原文】妇人脏躁①，喜悲伤欲哭，有如神灵所作，数欠伸，甘麦大枣汤主之。

【词释】

①脏躁：五脏或一脏津液阴血虚衰导致的躁扰不宁的病变。

【语译】妇女患脏躁证，容易悲伤哭泣，好像有神灵所使一样，经常叹气、打呵欠、举臂伸腰，可用甘麦大枣汤主治。

甘麦大枣汤方：

甘草 90g，小麦 1L，大枣 10 枚。

上三味，以水 6L，煮取 3L，温分三服。亦补脾气。

【心得】本节指出脏躁的证治。

脏躁证又称癔病，病因为七情内郁。仲景处方甘麦大枣汤。但纯用此方，效果不显。必须佐以生地黄、麦冬宁心养阴，白芍敛肝，枸杞滋肾，鸡内金健脾，全蝎、蜈蚣血肉有情之品舒筋活络，滁菊、钩藤镇静制癔才能成功。

注意，本病患者不单是妇女，男子也会得此病。男子治法同上。

【原文】妇人吐涎沫，医反下之，心下即痞。当先治其吐涎沫，小青龙汤主之；涎沫止，乃治痞，泻心汤主之。

【语译】妇女吐涎沫，医生不用温药反用下法，心下就痞满。治疗时，应先用小青龙汤治疗吐涎沫证，吐涎沫停止，再用泻心汤治痞病。

小青龙汤方：见肺痈中。

泻心汤方：见惊悸中。

【心得】本节指出痰饮误下成痞的先后治法。妇女吐涎沫说明上焦有寒，再误用下法，寒气乘虚内入，心下必然痞满。出现这种情况，治法上先用小青龙汤散寒去涎，再以泻心汤泻其心下热痞，这就是伤寒"表解乃可攻痞"原则的具体运用。

【原文】妇人之病，因虚、积冷、结气，为诸经水断绝，至有历年，血寒积结，胞门寒伤，经络凝坚。

在上呕吐涎唾，久成肺痈，形体损分[1]。在中盘结，绕脐寒疝；或两胁疼痛，与脏相连；或结热中，痛在关元，脉数无疮，肌若鱼鳞，时着男子，非止女身。在下未多，经候不匀，令阴掣痛，少腹恶寒；或引腰脊，下根气街[2]，气冲急痛，膝胫疼烦；奄忽眩冒[3]，状如厥癫[4]；或有忧惨，悲伤多嗔[5]；此皆带下[6]，非有鬼神。

久则羸瘦，脉虚多寒。三十六病[7]，千变万端；审脉阴阳，虚实紧弦；行其针药，治危得安；其虽同病，脉各异源；子当辨记，勿谓不然。

【词释】

①损分：虚损，消瘦。

②气街：气冲穴的别名，因冲脉由此开始，故名。

③奄忽眩冒：奄忽，突然发生。眩，眼前发黑。冒，昏晕而神识不清为冒。

④厥癫：手足逆冷为厥，直视僵仆为癫。指昏厥癫狂一类疾病。

⑤多嗔：时常发怒。

⑥带下：指腰带以下的疾病，即妇科病。

⑦三十六病：指十二癥、九痛、七害、五伤、三痼。据《诸病源候

论》《千金要方》具体解释如下：十二瘕是所下之物，一如膏，二如青血，三如紫汁，四如赤皮，五如脓痂，六如豆汁，七如葵羹，八如凝血，九如清血，血似水，十如米汁，十一如月浣，十二者经度不应期也。九痛：即一阴中痛伤，二阴中淋痛，三小便即痛，四寒冷痛，五月水来腹痛，六气满并痛，七汁出，阴中如虫啮痛，八胁下分痛，九腰痛。七害：即一害食，二害气，三害冷，四害劳，五害房，六害妊，七害睡。五伤：则一穷孔痛，二中寒热痛，三小腹急牢痛，四脏不仁，五子门不正，引背痛。三痼：即一月水闭塞不通，二绝产乳，三羸瘦不生肌肤。

【语译】妇女病多数是由于气虚血少。久积寒冷、气血郁结的原因致使月经失调，甚或月经停闭。及至年久，气血因沉寒风冷而积结，使胞门为寒所伤，就造成经络凝滞不通的多种病变。如寒凝在上，使肺胃受邪，病人呕吐黏稠浊痰，久久不愈，就会形成肺痈，形态损伤，肌肉消瘦。如寒邪盘结于中，就会形成绕脐作痛的寒疝证。病人或两胁作痛，牵连到内脏；或因邪气化热结于心脾肝之间，脐下关元穴作痛，身上无疮而脉数，肌肤因热气熏灼而干燥得像鱼鳞。这种热邪有时也能熏蒸传染给男子，而不局限在女子身上。如寒凝下焦，病人则表现为月经不调，行经时阴中掣痛，少腹怕冷。或痛势向上放散，牵扯到腰脊部位，病人自气街穴起，有气上冲，拘急作痛，并下连膝胫，均觉疼烦。甚至卒然昏冒，不省人事，手脚逆冷，直视僵仆像癫狂一样，或因情志忧郁而悲伤多怒。这都属于妇科病，并不是有什么鬼神所使。病久了能使人瘦削，成为脉虚多寒的虚寒证。

总之，妇人三十六病，千变万化，均由此生。医生如能审别脉之阴阳、虚实、紧弦，随证用针灸或药物治疗，才能转危为安。因为有的病虽然症状相同而脉象不同，大家应当重视辨证施治，不要说这是不必要的。

【心得】本节论述了妇女杂病的原因、病机和证治，为妇科诸病的纲要。全节可分三段：第1段说明妇人杂病的病因，不外虚、冷、结气三方面；第2段说明病变在上、在中、在下的症状；第3段指出妇人杂病的论治方法，要求医者在诊断时详审脉证的阴、阳、寒、热、虚、实，在治疗上或针或药恰当运用，以免错误治疗。总的精神是启发后学对妇人杂病的认识，并掌握辨证施治的原则。

【原文】问曰：妇人年五十所①，病下利②数十日不止，暮即发热，少腹里急，腹满，手掌烦热，唇口干燥，何也？师曰：此病属带下。何以故？曾经半产，瘀血在少腹不去。何以知之？其证唇口干燥，故知之。当以温经汤主之。

【词释】

①年五十所：50岁左右。

②下利：利字，《金鉴》以为是血字之误，从之。

【语译】问：妇女年龄已到 50 岁左右，忽然前阴下血，连续数十天不止，一到晚上就发热，少腹部拘急胀满，手掌心发烫，心里烦，唇口干燥，这是什么原因呢？老师说：这种病属于带下病。什么根据呢？因为病人曾经小产，瘀血停留在少腹未去的缘故。怎么知道是瘀滞未去呢？因为她唇口干燥，这就是少腹有瘀血的症状，应当用温经汤主治。

温经汤方：

吴茱萸 90g，当归 60g，川芎 60g，芍药 60g，人参 60g，桂枝 60g，

阿胶 60g，牡丹皮（去心）60g，生姜 60g，甘草 60g，半夏 0.5L，麦门冬（去心）1L。

上十二味，以小 10L，煮取 3L，分温三服。亦主妇人少腹寒，久不受胎；兼取崩中去血，或血水来过多，及至期不来。

【心得】本节指出妇女由瘀血而引起崩漏的证治。妇女小产时，子宫残留瘀血，年轻气盛，当不足为病。一旦年衰，冲任脉虚，便乘机发作，容易成为此证。仲景处方温经汤，意在温经补虚。因血遇寒则凝，得温则行，血行则瘀积自去，其证自愈。

【原文】带下经水不利，少腹满痛，经一月再见者，土瓜根①散主之。

【词释】

①土瓜根：即王瓜根。

【语译】妇女患带下证，月经不能按期而来，少腹满痛，甚至有一个月来两次月经的，应用土瓜根散主治。

土瓜根散方：阴肿主之。

土瓜根 90g，芍药 90g，桂枝 90g，䗪虫 90g。

上四味，杵为散，酒服方寸匕，日三服。

【心得】本节指出因瘀血而引起的月经不调的证治。妇女少腹满痛是有瘀血的主症。其经水不能按期而行，或一月再见，淋沥不断，均为积瘀所致。仲景处方土瓜根散，土瓜根能通脉清瘀血，生津液，䗪虫逐血，桂枝、芍药调经脉和营卫，合而共起破瘀通经之效。但本人认为，如阴虚肝旺，体质素弱，不宜用本方，应用甘缓苦降酸敛之法，用党参、黄连、甘草、小麦、红枣、百合、茯苓、牡蛎、白芍、旋覆花、新绛等药治疗。

【原文】寸口脉弦而大，弦则为减，大则为芤，减则为寒，芤则为虚，虚寒相搏，此名曰革，妇人则半虚漏下，旋覆花汤主之。

【语译】寸口脉弦而兼大，弦脉是阳气减弱，大脉而见中虚则为芤。阳气衰减则为寒，脉见芤象则为虚，虚寒相搏击，形成浮大而沉虚的脉象，就叫作革。发现这种脉象的原因，妇女多因小产或患漏下病所致。应用旋覆花汤主治。

旋覆花汤方：

旋覆花 90g，葱 14 茎，新绛少许。

上三味，以水 3L，煮取 1L，顿服之。

【心得】本节指出妇人半产漏下的脉象和治法。本节经文，除"男子则亡血，失精""旋覆花汤主之"两句外，均见于血痹虚劳篇和惊悸吐衄下血腹满瘀血篇。《医宗金鉴》及各家多认为是错简，本人从之。

【原文】妇人陷经①漏下黑不解，胶姜汤主之。（林亿等校诸本无胶姜汤方，想是前妊娠中胶艾汤。）

【词释】

①陷经漏下：经气下陷，漏血不止。

【语译】妇女经气下陷，漏血不止，而漏下的血液是黑色的，应用胶姜汤主治。

【心得】本节指出漏下不止的证治。本证病因为寒而兼瘀。仲景处方胶姜汤，方虽未见，但必有阿胶、干姜等药，因其有温里止漏和补虚

巴蜀名医遗珍系列丛书

的作用。

【原文】妇人少腹满如敦^①状，小便微难而不渴，生后^②者，此为水与血俱结在血室也。大黄甘遂汤主之。

【词释】

①敦：音对，古代盛食物的器具，上下稍锐，中部肥大。

②生后：指产后。

【语译】妇女少腹胀满高起如敦的形状，小便微难，口不渴，又是在生产以后得的，这必是在生产时，水和血排泄不尽而结聚在血室的缘故。应当用下血逐水的大黄甘遂汤主治。

大黄甘遂汤方：

大黄 120g，甘遂 60g，阿胶 60g。

上三味以水 3L，煮取 1L 顿服之，其血当下。

【心得】本节指出妇女水血俱结血室的证治。妇人少腹满如敦状，如是血结，小便当利如是水结，应当口渴，今小便微难而口不渴，又是产后所得的，故知必是生产时水血排泄不尽而结聚在血室的缘故。仲景处方大黄甘遂汤，以大黄破血，甘遂逐水，阿胶滋肝养血补其不足。这样，就可以使邪去而正不伤。

【原文】妇人经水不利下，抵当汤主之。（亦治男子膀胱满急有瘀血者）

【语译】妇女行经不利，审其有瘀血阻滞而脉证俱实的，应用抵当汤主治。

抵当汤方:

水蛭(熬)30个，虻虫(熬，去翅足)30枚，桃仁(去皮尖)20个，大黄(酒浸)90g。

上四味，为末，以水5L，煮取3L，去滓，温服1L。

【心得】本节指出经水不利属于瘀结实证的治法。仲景处方抵当汤，用水蛭、虻虫攻其瘀，大黄、桃仁下其血。本方为逐瘀峻剂，主治瘀结实证，故亦治男子膀胱满急有瘀血者。但非瘀结实证者忌用。

【原文】妇人经水闭不利、脏坚癖不止①，中有干血，下白物②，矾石丸主之。

【词释】

①脏坚癖不止：子宫内有干血凝聚，坚结不散。

②下白物：指下白带之类。

【语译】妇女月经停闭，经水不通利，子宫内有干血凝聚，坚积不散，经湿热腐化，为白物而从阴道落下的，应用矾石丸主治。

矾石丸方:

矾石(烧)0.9g，杏仁0.3g。

上二味，末之，炼蜜和丸枣核大，内脏中①，剧者再内之。

【附方词释】

①内脏中：放入阴道内。

【心得】本节指出因内有干血，阴中时下白带的外治法。仲景处方矾石丸外用。本人认为此方效果不显，且系刺激性药物，会增加病人痛苦，因而此方不可用。带下证为妇科常见病，本人临床治验，可从三方

巴蜀名医遗珍系列丛书

面辨证施治：①病因为有干血，从枯血经闭论治，治则养血柔肝，处方滋水清肝饮或滋荣养液膏。②病因为积瘀不散或兼疹癖（症状近似现代医学所指的炎性包块或卵巢囊肿），处方宜用血府逐瘀汤合化癥回生丹。③病因为湿热蕴结下焦，可用本人自制的银甲丸。以上三者，均有显著疗效。

【原文】妇人六十二种风^①，及腹中血气刺痛，红蓝花酒主之。

【词释】

①六十二种风：泛指一切风邪病毒。

【语译】妇女 62 种风，或恶血瘀滞，腹中刺痛的，可用红蓝花酒治疗。

红蓝花酒方：（疑非仲景方）

红蓝花 30g。

上一味，以酒 1L，煎减半，顿服一半，未止再服。

【心得】本节指出妇人腹中血气刺痛的证治。妇人经后产后，风邪最易袭入腹中，与血气相搏，以致腹中刺痛。红蓝花酒是辛温行血之剂，故能使营卫通调，经络舒畅，其痛自止。

【原文】妇人腹中诸疾痛，当归芍药散主之。

【语译】妇女腹中各种痛证，可用当归芍药散治疗。

当归芍药散方：见前妊娠中。

【心得】本节指出妇人腹痛通治方法。妇人腹痛，由肝郁气滞引起者较多，因而可用当归芍药散，起疏郁利湿、平肝健脾兼活血作用。但此方并不能通治一切妇人腹痛，临床时应仔细辨证，化裁加减为要。

【原文】妇人腹中痛，小建中汤主之。

【语释】妇女腹中痛，血虚里急的，应用小建中汤治疗。

小建中汤方：

桂枝（去皮）90g，甘草（炙）60g，大枣 12 枚，芍药 180g，生姜 90g，胶饴 1L。

上六味，以水 7L，煮取 3L，去滓，内胶饴，更上微火消解，温服 1L，日三服。呕家不可用建中汤，以甜故也。

【心得】本节指出妇人虚寒里急腹痛的证治。

此条文字简略，症状不全，但从仲景处方小建中汤体会，可知病人腹痛为虚寒里急证候。用小建中汤以甘营补中使中气健运，营卫和畅，虚寒解则腹痛亦解。

【原文】问曰：妇人病，饮食如故，烦热不得卧，而反倚息者，何也？师曰：此名转胞①，不得溺也。以胞系了戾②，故致此病。但利小便则愈，宜肾气丸主之。（方见虚劳中）

【词释】

①胞：与"脬"同，即膀胱。

②了戾：即不顺。

【语译】问：妇女得病，饮食如平常，心中烦热，倚息不得平卧，为什么呢？老师说：这叫作转胞，小便不能排出的缘故。病因为膀胱的网膜绞扭不顺所致。只要小便通利，其证自愈。应用肾气丸主治。

【心得】本节指出妇人转胞的证治。转胞原因很多，肾气虚弱和膀

巴蜀名医遗珍系列丛书

胱气化失运这仅是其中一部分，治疗时应辨证施治。属虚寒气弱者主肾气丸，偏于气虚者应主补中益气汤，偏于湿热者宜茵陈汤加味。

【原文】妇人阴寒，温阴中坐药，蛇床子散主之。

【语译】妇人阴中寒冷，用温阴坐药，应用蛇床子散主治。

蛇床子散方：

蛇床子仁。

上一味，末之，以白粉少许，和令相得，如枣大，绵裹内之，自然温。

【心得】本节指出寒湿带下的治法。仲景处方蛇床子散。本人师其意，用蛇床子30g，枳壳30g，黄芩9g，黄柏9g，椒目20粒，煎汤外洗炎性白带，有显著疗效。蛇床子油膏也是从本方发展而成的。

【原文】少阴脉滑而数者，阴中即生疮。阴中蚀疮烂者，狼牙汤洗之。

【语译】少阴为肾脉，前阴为肾之窍，若少阴滑而数，滑为湿，数为热，湿热注于前阴，阴中便能生疮。其浸淫而至糜烂的，用狼牙汤洗之。

狼牙汤方：

狼牙90g。

上一味，以水4L，煮取0.5L，以绵缠筋如茧，浸汤沥阴中，日四遍。

【心得】本节指出阴中蚀疮证治。古人认为肾开窍于二阴，少阴脉滑而数，主下焦有湿热而生疮。仲景处方狼牙汤。但本人临床所见，妇女常见病如子宫颈糜烂、子宫内膜炎、盆腔炎等都与少阴脉无关。狼牙有毒，本人曾见医院中接收一例用狼牙堕胎而中毒死亡的病人。因而本人不用狼牙汤，改用蛇床子洗剂有显效。

【原文】胃气下泄，阴吹①而正喧②，此谷气之实也，膏发煎导之。

【词释】

①阴吹：前阴出声，声如放屁样。

②正喧：声音连续不断。

【语译】胃气下泄，从前阴排出，像放屁一样连续不断，这是由于胃实和大便不通引起。应用膏发煎导其大便，大便通，其病自愈。

膏发煎方：

猪膏 250g，乱发如鸡子大 3 枚。

上二味，和膏中煎之，发消药成，分再服。病从小便出。

【心得】本节指出阴吹的成因和证治。本病为多产妇人常见病之一。病因未明，大抵属于下焦虚气。本人用大剂补中益气汤治疗有效。

小儿疳虫蚀齿方：（疑非仲景方）

雄黄、葶苈。

上二味，末之，取腊月猪脂溶，以槐枝绵裹头四五枚，点药烙之。

【结语】本篇论述了妇人杂病的证治。从内容上归纳，可分为热入血室、经水不利、带下、漏下、腹痛、脏躁、转胞、阴吹、阴疮等 10 多种疾病。但讨论重点则在于经水不利、带下和漏下数证。

本篇所列方剂，胶姜汤、温经汤、土瓜根散、抵当汤、大黄甘遂汤等，都用以治疗经水不利，但由于经水不利有血虚、血实或血与水俱结的不同，因此对于这些方剂必须辨证选用。红蓝花酒、当归芍药散、小建中汤等，都用以治疗妇人腹痛证，但也必须在辨别寒热虚实，属气属血的情况下，才能适当地选择应用。

本篇对于妇人杂病在某些方面虽然还没有做出比较详尽的论述，但却给后人以很大的启发作用。